Straeter

Ungewollt kinderlos

Kurzbiographie:

Ulrike Straeter, geb. Schaefer, Dr. med., wurde 1957 in Mülheim/Ruhr geboren und wuchs in Düsseldorf auf. Nach einjährigem Aufenthalt als Austauschschülerin in den USA studierte sie zunächst Biologie in Konstanz, später Medizin in Heidelberg und Lübeck. Nach der Approbation arbeitete sie als Assistenzärztin an der Medizinischen Hochschule Lübeck und in Hamburg. Sie ist Ärztin für Naturheilverfahren und lebt mit ihrer Familie in Münster.

Schriftenreihe
„Hilfe zur Selbsthilfe", Band 10

Ungewollt kinderlos

Was kann man tun und lassen?

Von Dr. Ulrike Straeter

Herausgegeben
von Prof. Heinrich Kratzmeier, Dipl.-Psych.

2. Auflage

vfm

Verlag für Medizin Dr. Ewald Fischer · Heidelberg

CIP-Titelaufnahme der Deutschen Bibliothek

Straeter, Ulrike:
Ungewollt kinderlos: was kann man tun und lassen? / Von Ulrike Straeter. Hrsg. von Heinrich Kratzmeier. – 2. Aufl. – Heidelberg: Verl. für Med. Fischer, 1990
(Schriftenreihe „Hilfe zur Selbsthilfe"; Bd. 10)
ISBN 3-88463-140-3
NE: GT

2. Auflage 1990

Titel-Nr. 6140 · ISBN 3-88463-140-3

Gesamtherstellung: Heinrich Schreck KG, 6735 Maikammer

Umschlaggestaltung: Erwin Poell, Heidelberg

„Wir fühlen, daß selbst, wenn alle möglichen wissenschaftlichen Fragen beantwortet sind, unsere Lebensprobleme noch gar nicht berührt sind."

Ludwig Wittgenstein

Inhalt

Vorwort des Herausgebers 9

Wie dieses Buch entstand. 11

1. Der Wunsch nach dem Kind 13

2. Voraussetzungen für eine Schwangerschaft . 16

3. Ursachen der Unfruchtbarkeit, ihre Häufigkeit und Prognose 24

4. Symptome zugrundeliegender Erkrankungen und Störungen 31

5. Patient(in) und Arzt 35

6. Diagnostik 39

6.1 Untersuchungsmethoden der Frau 41
6.2 Untersuchungsmethoden des Mannes . . . 48
6.3 Psychotherapeutisches Gespräch. 51

7. Therapie. 56

7.1 Behandlungsmöglichkeiten der Frau 61
7.2 Extrakorporale Befruchtung. 69
7.3 Behandlungsmöglichkeiten des Mannes . . 76
7.4 Einfluß der Behandlung auf den Einzelnen und die Partnerschaft 80

8. Adoption 84

9. Machen oder kommen lassen? 90

10. Ausblick. 96

Stichwortverzeichnis. 101

Vorwort des Herausgebers

Kinderwunsch – ein schwaches Wort hat sich da eingebürgert für jene unbändige *Sehnsucht,* für jene mächtige *Sogkraft,* die mit ihrem Strudel der Gefühle Frauen und Männer erfassen, überwältigen kann.

Dieser *Wunsch* kann Ehen stiften und Ehen stiften gehen lassen. Er bringt Frauen und Männer dazu, „es" mit allen Mitteln zu versuchen, ihre Sexualität von einer Temperaturkurve steuern (und stören) zu lassen, sich entwürdigenden und nicht ungefährlichen medizinischen Prozeduren auszusetzen, unter dem Anblick schwangerer Frauen, spielender Kinder zu leiden, ihre Berufstätigkeit aufzugeben, schließlich vielleicht sogar eine „Leihmutter" im Ausland zu engagieren oder – als krankhaftes Extrem – ein Kind zu stehlen.

Ein Kind, unbedingt! Warum eigentlich? Wieso wollen wir um alles in der Welt diese brüllenden und quengelnden, später maulenden und motzenden Nervensägen? Ganz zu schweigen von vollen Windeln, bespeiten Teppichen, zerkratzten Möbeln, fieberheißen Masernnächten, Ärger mit Vermietern, Zoff mit der Schule, pubertären Allüren, Lehrstellensuche, Sorge um Arbeit, Partnerschaft und Enkel!

Ulrike Straeter stellt sich als betroffene Frau, als kundige Ärztin, als Autorin mit psychologischem Gespür dem Problem *Kinderwunsch.* Sie entdeckt die Irrationalität seiner Motive, beschreibt Voraussetzungen seiner Erfüllung, nennt Ursachen der Unfruchtbarkeit, schildert die medizinischen Untersuchungen und Behandlungsmöglichkeiten.

Wie es ihr dann erging, ist verblüffend. Sie hat (bis) jetzt ein Kind. Kein „leibliches". Und doch ist sie seine „richtige" Mutter; denn Elternschaft im psychologischen Sinne entsteht nicht aus Zeugung oder Schwangerschaft, sondern wächst und entwickelt sich als Beziehung aus dem täglichen Umgang mit dem Kind.

Unerfüllter *Kinderwunsch* ist bei uns ein zunehmendes Problem, weil die Berufsausbildung immer länger dauert, weil Paare immer später ein Kind „wollen" und es dann nicht, nicht gleich oder nicht mehr „bekommen".

Vielen Frauen und Männern, die ungewollt kinderlos sind, kann geholfen werden: von der modernen Medizin, der Psychologie und Psychotherapie, manchmal sogar vom Jugendamt. Entscheidend ist aber, daß sie nicht nur Ursachen ergründen, Methoden kennen, Therapien wählen, sondern daß sie sich selbst (und ihren Partner) besser verstehen lernen. Auch in diesem Sinne bietet das vorliegende Buch Hilfe zur Selbsthilfe.

H. Kratzmeier

Wie dieses Buch entstand

Ein Jahr nach Abbruch meiner Behandlung als Patientin der „Reproduktionsmedizin" versuchte ich, Abstand zu meinen Erlebnissen zu gewinnen, indem ich sie, zunächst für mich selbst, aufschrieb. Wenige Monate später entstand daraus ein Artikel für die Wochenzeitung DIE ZEIT, woraufhin sich Herr Professor *Kratzmeier* als Herausgeber dieser Schriftenreihe an mich wandte.

Dieses Buch schrieb ich als Betroffene. Noch einmal erlebte ich mich als unfruchtbare Frau in ihrer Verzweiflung, durchlebte noch einmal die verschiedenen, letztlich erfolglosen Behandlungsversuche. Dieser Teil des Buches ist subjektiv. Es gibt Frauen, die positive Erfahrungen machen – manche tragen jedoch weit größeren körperlichen und seelischen Schaden davon als ich. Ich kann und möchte keinem der mich behandelnden Ärzte einen persönlichen Vorwurf machen. Aus ihrer Sicht taten sie alles, um mir zu helfen. Rückblickend empfinde ich mich nicht als passives Opfer, sondern als zum großen Teil selbst verantwortlich für den Ablauf meiner Behandlung. – Gespräche und Briefwechsel mit anderen Frauen halfen und helfen mir, mich selbst besser zu verstehen. Ihre Gedanken und Erlebnisse sind in das Buch miteingeflossen. Danken möchte ich insbesondere meinen Freundinnen *Marion Heyng* und *Anna Liese.*

Dieses Buch schrieb ich als Ärztin. Mit Hilfe meines medizinischen Wissens versuchte ich, die Reproduktionsmedizin aus der Distanz zu betrachten. Ihre Entwicklung hat dazu geführt, daß heutzutage vielen kinderlosen Paaren zu einem Kind verholfen werden kann. – Beim Studium der wissenschaftlichen Literatur wurde mir deutlich, wie schwierig es ist, sich um Objektivität zu bemühen und nicht der Versuchung zu erliegen, bestimmte Sachverhalte im eigenen Interesse verzerrt darzustellen; das gilt auch für dieses Buch. Im persönlichen Gespräch mit Fachärzten erlebte ich auch kritische Offenheit gegenüber dieser von ihnen praktizierten Medizin. Für ihr freundliches Entgegenkommen und wichtige Informationen auf medizinischem Gebiet möchte ich an dieser Stelle danken. – Mein besonders herzlicher Dank gilt Herrn Professor *Peter Petersen,* dessen Gedanken zur Kindesankunft mich seit langem beschäftigen und mir bei meiner eigenen Auseinandersetzung geholfen haben.

Dieses Buch schrieb ich als Mutter. Während der Arbeit daran erlebte ich täglich neu die große Freude und Dankbarkeit, mit der wir unsere kleine Tochter bei uns aufgenommen haben. Leben, das leben will, sich noch nicht in Frage stellt, sondern mit grenzenlosem Vertrauen und Offenheit in diese Welt hineinwächst.

Danken möchte ich auch meinem Mann für seine Geduld und sein liebevolles Verständnis.

Dieses Buch möchte aufklären, Fragen stellen und eigene Erlebnisse schildern, in denen andere Betroffene sich möglicherweise wiederfinden.

Sich im Leben an allen Ecken und Enden wundstoßen – und immer wieder versuchen, ganz zu werden, ganz zu bleiben – dabei möchte dieses Buch helfen.

1. Der Wunsch nach dem Kind

„Mindestens vier", antwortete ich lachend auf seine Frage, wieviele Kinder ich mir denn wünsche. Erst am nächsten Tag konnte ich es ihm sagen: Seit meinem Aufenthalt als Austauschschülerin in den USA vor fünf Jahren hatte ich meine Periode nicht mehr bekommen; Frauenärzte versicherten mir jedoch, organisch bestünden keine Bedenken gegen eine Schwangerschaft, diese Zyklusstörung gebe sich meist von allein.

Tatsächlich war ich in den vergangenen Jahren zunehmend unruhig geworden und hatte wiederholt Gynäkologen aufgesucht. Mein Schädel war geröntgt: kein Anhalt für einen Tumor; die Hormonspiegel im Blut waren bestimmt: ausreichende Basalwerte der Geschlechtshormone; Größe und Lage der Eierstöcke und Gebärmutter wurden immer wieder untersucht und als normal bezeichnet. Die ausbleibende Monatsblutung empfand ich als existentiellen Mangel, als Beweis dafür, keine vollwertige Frau zu sein. Sie war eine schmerzende Wunde, die ich zu bedecken versuchte mit allerlei Aktivitäten, um andere und mich selbst davon zu überzeugen, wie intelligent, witzig, abenteuerlustig ich doch sei... Was nutzte mir da der Ausspruch eines Gynäkologen, ich solle doch froh sein, die Periode sei doch nur lästig. Wenn ich wolle, könne ich jederzeit schwanger werden, für die moderne Gynäkologie sei das kein Problem.

Zwei Jahre später heirateten wir: jung, verliebt, naiv, hoffnungsvoll in unsere gemeinsame Zukunft blickend. Die Ehe hatten wir nie hinterfragt, sie erschien uns als selbstverständliche Konsequenz unserer Freundschaft. Und wir wollten ja beide bald Kinder! Auch das hatten wir nie hinterfragt...

Später versuchten wir, unseren Kinderwunsch bei der Bewerbung um eine Adoption zu begründen. Damals schrieb ich: „Als jüngstes von drei Kindern bin ich in unserer Familie mit dem Gefühl aufgewachsen, daß Kinder wie selbstverständlich zu einer Partnerschaft gehören und ihre Erfüllung darstellen. Mein Mann und ich waren uns von Beginn unserer Freundschaft an darin einig, zu einer Familie mit mehreren Kindern werden zu wollen. Es ist mein innigster Wunsch, meine Liebe und meine Erfahrung an neues Leben, an Kinder, weiterzugeben."

Unbewußte Motive

Der Wunsch nach einem Kind ist wohl kaum rational begründbar, sondern vorwiegend von Gefühlen bestimmt, die uns nur zum Teil bewußt sind. Neben dem Bedürfnis nach einem Kind als wichtiger Lebenserfahrung und Bereicherung der Partnerschaft spielt der Wunsch eine Rolle, die Erwartungen der Gesellschaft, oft auch die der eigenen Eltern, zu erfüllen. Wir möchten ein Kind zeugen und empfangen, um unserem eigenen Bild von Männlichkeit und Weiblichkeit zu entsprechen. Im Kind hoffen wir, uns selbst und den Partner wiederzuerkennen, unsere Kindheit wiederzuerleben und in ihm weiterzuleben über den eigenen Tod hinaus.

Auch wenn wir es vielleicht nicht gerne wahrhaben wollen, so ist der Kinderwunsch doch zum großen Teil an unseren eigenen Bedürfnissen orientiert. Die Frage nach den Bedürfnissen des Kindes stellt sich um so weniger, je mehr uns das gewünschte Kind das Gefühl der eigenen Wertlosigkeit und inneren Leere nehmen, je stärker es der eigenen Selbstfindung dienen soll. Ein Kind bedeutet einerseits eine Bereicherung unseres Lebens, verlangt andererseits aber gleichzeitig Verzichte von uns. Wie auch die Entscheidung für einen Schwangerschaftsabbruch keineswegs den geheimen Wunsch nach einem Kind ausschließt, so ist mit diesem Wunsch immer auch die Angst vor den Forderungen und Bedürfnissen des Kindes verbunden. Sie bleibt oft unbewußt und kann zu Konflikten führen, die eine Schwangerschaft gerade verhindern.

Bei Paaren, die sich vergeblich ein Kind wünschen, kann der Wunsch danach übermächtig werden und nahezu ihr ganzes Lebensgefühl bestimmen. Auch ich konnte mir meine Zukunft ohne ein Kind nicht vorstellen und war bereit, sehr viel für die Verwirklichung dieses Wunsches in Kauf zu nehmen.

Folgende Fragen können helfen, sich mit dem Partner gemeinsam über die Bedeutung des Kinderwunsches klar zu werden:

Warum möchten wir ein Kind?

Ist der Wunsch bei beiden gleich stark oder überwiegt er bei einem von uns?

Was erhoffen wir uns von einem Kind für uns selbst und unsere Partnerschaft?

Was geschieht, wenn unser Kinderwunsch unerfüllt bleibt? Können wir darüber nachdenken, wie wir unser Leben ohne ein Kind gestalten wollen, oder klammern wir diesen Gedanken aus?

2. Voraussetzungen für eine Schwangerschaft

Die Entwicklung neuen Menschenlebens setzt die Begegnung und Verschmelzung befruchtungsfähiger *Eizellen* und *Samenzellen* voraus. Während die Empfänglichkeit einer Frau nach dem 30. Lebensjahr abnimmt, kann ein Mann bis ins hohe Alter zeugungsfähig bleiben.

Monatszyklus der Frau

Die Entwicklung der Eizellen erfolgt in den *Eierstöcken* (Ovarien). Etwa alle vier Wochen reift bei der erwachsenen Frau eine Eizelle innerhalb eines *Eibläschens,* eines *Follikels,* in dem auch die *Östrogene* (Follikelhormone) gebildet werden. Die Entwicklung des Follikels kann durch Ultraschalluntersuchungen verfolgt werden. Der reife Follikel besteht aus einem flüssigkeitsgefüllten Hohlraum von etwa 2 cm Durchmesser, in dem die Eizelle selbst nur einen ganz kleinen Raum einnimmt. Bei einer mittleren Zyklusdauer von 28 Tagen kommt es um den 14. Zyklustag zum *Eisprung* (Ovulation): Der Follikel platzt, Flüssigkeit und Eizelle treten aus dem Eierstock heraus. Aus den Resten des Follikels entsteht der *Gelbkörper,* der das *Gelbkörperhormon* (Progesteron) bildet. Die befruchtungsfähige Eizelle wird von den seitlichen Fortsätzen des Eileiters aufgenommen und langsam zur Gebärmutter transportiert. Im Eileiter erfolgt normalerweise die Befruchtung der Eizelle durch eine Samenzelle. Sind beide Eileiter verschlossen, ist eine Befruchtung unmöglich. Nach etwa 4 bis 5 Tagen erreicht die Eizelle die Gebärmutter (Uterus).

Die *Gebärmutter*schleimhaut verändert sich regelmäßig unter dem Einfluß der in den Eierstöcken gebildeten weiblichen Geschlechtshormone. Unter dem Einfluß der Östrogene beginnt nach jeder Menstruation ein Aufbau der Schleimhaut bis fast zum Vierfachen ihrer Ausgangshöhe (Proliferationsphase). Nach dem Eisprung führt die vermehrte Bildung von Gelbkörperhormon zu einer starken Auflockerung der Schleimhaut mit Vermehrung ihrer Drüsen und verstärkter Drüsentätigkeit (Sekretionsphase). Jetzt ist die Gebärmutter zur Aufnahme eines befruchteten Eies bereit. Ist keine Befruchtung eingetreten, sinkt die Bildung von Gelbkörperhormon im Eierstock auf ein Minimum, und das Ei und die Gebärmutterschleimhaut werden nach 28 Tagen mit der einsetzenden *Menstruation* abgestoßen. Zu diesem Zeitpunkt reift bereits das nächste Ei heran, und der Zyklus beginnt von neuem. Nistet sich nach Eintritt einer Schwangerschaft ein befruchtetes Ei in die Gebärmutterhöhle ein, so bleibt die Menstruation aus.

Bei kürzeren oder längeren Zyklen verkürzt oder verlängert sich meist nur die erste Phase bis zum Eisprung, während der Zeitraum zwischen Eisprung und nächster Menstruation etwa gleichbleibend 14 Tage beträgt. Eine regelmäßige Blutung ist jedoch kein Beweis für eine normale Funktion der Eierstöcke. Auch ohne Eisprung kann es zu einer sogenannten „anovulatorischen Blutung" kommen, wenn die Bildung der Östrogene im Eierstock nachläßt und dadurch die unter dem Östrogeneinfluß aufgebaute Schleimhaut der Gebärmutter nicht aufrechterhalten werden kann und abgestoßen wird. Ein regelmäßiger Zyklus kann auch bestehen, wenn zwar ein Eisprung und eventuell sogar eine Befruchtung stattfinden, eine Einnistung des befruchteten Eies in die Gebärmutter jedoch nicht möglich ist, weil der Gelbkörper vorzeitig zugrunde geht (Gelbkörperinsuffizienz).

Die Gebärmutter ist nach unten zu einem Kanal ausgezogen, dem *Gebärmutterhals* (Zervix), dessen Ende als Muttermund in die Scheide ragt. Auch der Gebärmutterhals steht unter dem zyklischen Einfluß der Eierstockhormone und produziert unter zunehmendem Einfluß der Östrogene einen dünnen, elastischen Schleim. Kurz vor dem Eisprung öffnet sich auch der Muttermund. Erst unter diesen Bedingungen können die Samenzellen überleben und durch den Gebärmutterhals in die Gebärmutter und in die Eileiter wandern. Unter dem Einfluß des Gelbkörperhormons oder in Abwesenheit von Östrogenen ist der Muttermund geschlossen und nur wenig zäher Schleim nachweisbar. Dadurch werden nicht nur die inneren Geschlechtsorgane der Frau vor Infektionen geschützt, sondern auch ein Aufsteigen der Samenzellen verhindert. Dieser Effekt ist so zuverlässig, daß auf ihm auch die Wirkung der sogenannten „Minipille" beruht, die im Gegensatz zu den anderen Ovulationshemmern nur ein Gestagen enthält, das wie das Gelbkörperhormon wirkt. (Progesteron, das Gelbkörperhormon, gehört zu den Gestagenen.)

Weg der Samenzellen

Die *Samenzellen* des Mannes werden zusammen mit dem männlichen Geschlechtshormon *Testosteron* und unter dessen Einfluß in den *Hoden* gebildet. Ihre Entwicklung dauert etwa 74 Tage. Aus den Samenkanälchen des Hodens gelangen sie in den *Nebenhoden,* der dem Hoden unmittelbar benachbart anliegt. Hier erfolgt in Abhängigkeit von Testosteron die Ausreifung zu befruchtungsfähigen Samenzellen (Spermien) und ihre Speicherung. Die durchschnittliche Verweildauer im Nebenhoden beträgt 10 bis 12 Tage. Der Nebenhoden führt in den *Samenleiter*. Hoden, Nebenhoden und Samenleiter liegen im Hodensack. Der Samenleiter zieht durch den Leistenkanal, vereinigt sich mit dem Ausführungsgang der Samenblase und mündet in die Harnröhre auf Höhe der Prostata (Vorsteherdrüse). Beim *Samenerguß* während des Orgasmus werden die Samenzellen und ihre Begleitflüssigkeit aus den Nebenhoden und gleichzeitig mit ihnen die Sekrete der Samenblasen und der Prostata in die Harnröhre gedrückt. Beim Geschlechtsverkehr gelangt der ausgestoßene Samen (Sperma), etwa 2 bis 5 ml, in die Scheide. Nur kurz vor oder während des Eisprungs können die Samenzellen durch den verflüssigten Schleimpropf des Gebärmutterhalses aufwärts wandern. Von den Millionen Samenzellen, die in die Scheide gelangen, erreichen nur wenige den Ort der *Befruchtung* im Eileiter. Trifft eine Samenzelle auf die Eizelle, durchdringt sie deren Hülle, und es kommt zur Verschmelzung der männlichen und weiblichen Zellkerne. Da Ei- und Samenzellen eine kurze Überlebensdauer haben, kann es nur bei sexuellem Verkehr innerhalb weniger Tage kurz vor oder während des Eisprungs zu einer Befruchtung kommen.

Übergeordnete Steuerung durch Hormone

Die Reifung von Ei- und Samenzellen steht unter dem Einfluß der Hormone aus den übergeordneten Regulationszentren. Im *Zwischenhirn* (Hypothalamus), einem Teil des Gehirns, wird das *GnRH* (Gonadotropin releasing hormone) freigesetzt. Es ist der zentral stimulierende Faktor und fördert die Bildung und Ausschüttung der *Gonado-*

tropine FSH und LH in bzw. aus der *Hirnanhangsdrüse* (Hypophyse), einer kleinen Hormondrüse an der Unterseite des Gehirns. Gonadotropine sind Hormone, die auf die Gonaden, das heißt auf Eierstöcke und Hoden wirken. Über diese Einflüsse aus dem Gehirn ist die Funktion von Eierstöcken und Hoden leicht durch seelische und körperliche Belastungen, Klimawechsel, Krankheiten und dergleichen irritierbar.

Das follikelstimulierende Hormon, *FSH,* veranlaßt vorwiegend die Reifung des Follikels bei der Frau und der Samenzellen beim Mann. Das luteinisierende Hormon, *LH,* löst den Eisprung und die Bildung der Geschlechtshormone in Eierstöcken und Hoden aus. In kleinen Mengen bildet der weibliche Körper auch männliche und der männliche Körper auch weibliche Geschlechtshormone. Das dritte Gonadotropin ist das (humane: menschliche) Choriongonadotropin, *HCG,* das normalerweise ab der 2. Schwangerschaftswoche im Mutterkuchen (Plazenta) gebildet wird. Auf dem Nachweis von HCG im Urin beruht daher auch die Frühdiagnose einer Schwangerschaft. Das ebenfalls in der Hirnanhangsdrüse gebildete Hormon *Prolaktin* bewirkt das „Einschießen der Milch" nach der Geburt. Erhöhte Prolaktinwerte im Blut können die Funktion der Eierstöcke und Hoden beeinträchtigen und zur Unfruchtbarkeit führen. Andererseits ist jedoch auch eine bestimmte Mindestmenge an Prolaktin für die normale Funktion der Eierstöcke und die Befruchtungsfähigkeit der Samenzellen erforderlich.

Die in den Keimdrüsen, das heißt in Eierstöcken und Hoden gebildeten Hormone wirken ihrerseits auf die übergeordneten Regulationszentren zurück *(Rückkoppelung* oder Feedback): Ein Anstieg der Konzentration von Östrogenen, Gelbkörperhormon oder Testosteron hemmt beispielsweise die Sekretion (Absonderung) von

GnRH aus dem Zwischenhirn und von FSH und LH aus der Hirnanhangsdrüse. Auf dieser Rückkoppelung beruht auch die wichtigste Wirkung der „Pille".

Das lebendige Ganze – kein Mechanismus

Dieses feinabgestimmte, rhythmische Wechselspiel zwischen dem Zwischenhirn, der Hirnanhangsdrüse und den Eierstöcken oder den Hoden funktioniert nicht wie eine Präzisionsuhr mit perfekter Mechanik oder, wie beispielsweise bei vielen Erscheinungsformen der Unfruchtbarkeit, wie ein defektes Modell mit einigen unbrauchbaren, reparaturbedürftigen Teilen. Der Mensch besteht nicht nur aus einer bestimmten Anzahl natürlicher Funktionen. Bei aller Faszination über die Arbeitsweise einzelner Organe und Organsysteme (und über unser Wissen darüber!) dürfen wir uns nicht den Blick für den ganzen Menschen verstellen. Das lebendige Ganze ist immer mehr als die Teile, aus denen es besteht. Ich glaube, daß wir uns dies gerade bei der Behandlung der Unfruchtbarkeit immer wieder vor Augen führen müssen, verleitet doch die heutzutage stark technisierte, naturwissenschaftlich orientierte Medizin dazu, bei einer Erkrankung sich selbst als fehlerhaft funktionierenden Mechanismus zu erleben.

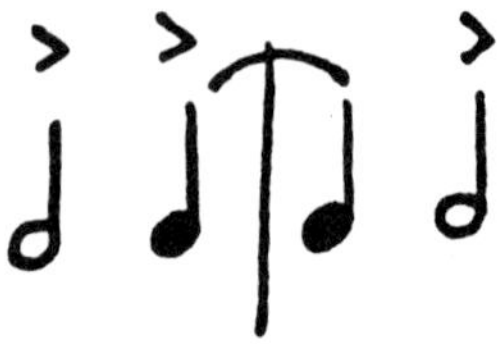

bin nur ne ganz kleine synk^{o}pe
in einer großen symphonie
nicht so berühmt wie penelope
und auch niemals so treu wie sie

meist bin ich bei allegro
ich tanze gern mit menuett
nachts liebe ich adagio
finale find ich einfach nett…

bin nur ne ganz kleine synk^{o}pe
in einer großen symphonie
ich falle immer aus dem takt –
zu fassen bin ich nie

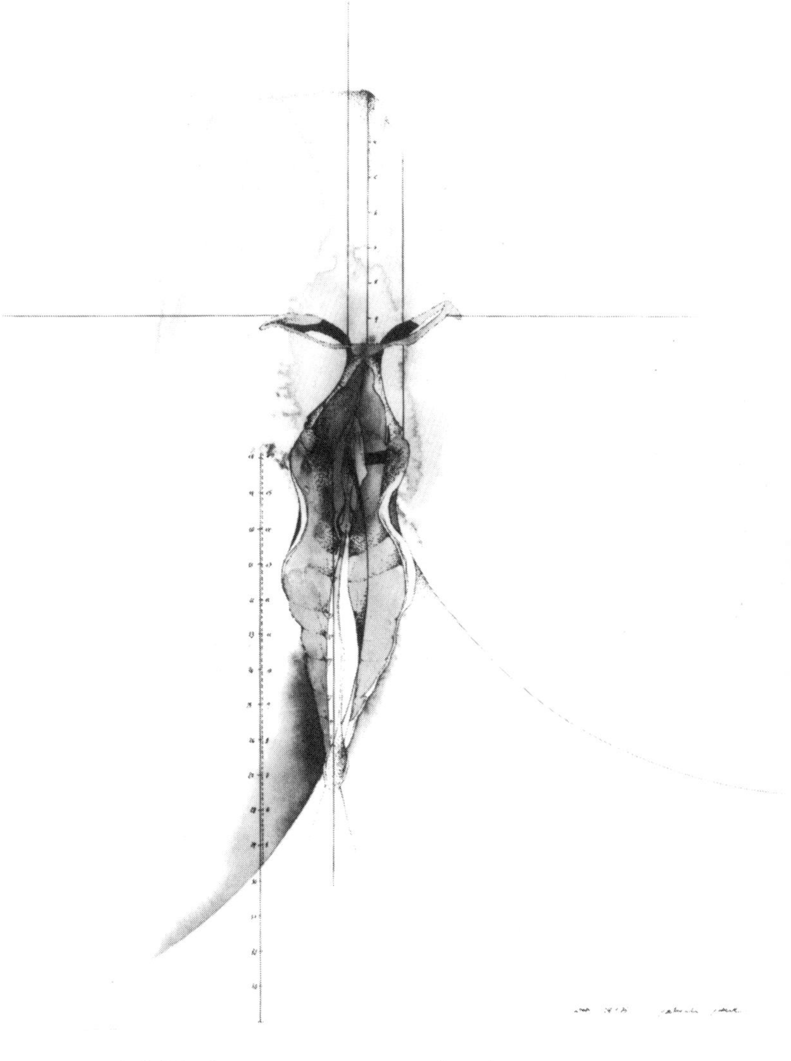

Gabriele Grosse, 29.1.75, Aquarell/Feder, 1975

3. Ursachen der Unfruchtbarkeit, ihre Häufigkeit und Prognose

Der Anteil der Ehepaare, die ungewollt kinderlos bleiben, nimmt in den westlichen Industrieländern ständig zu und hat sich in der Bundesrepublik Deutschland in den vergangenen zwei Jahrzehnten von 7% auf 15% mehr als verdoppelt.

Sterilität bedeutet, daß eine Frau trotz regelmäßigen Geschlechtsverkehrs ohne Verhütungsmittel innerhalb eines Jahres nicht schwanger wird. Bei *Infertilität* kann eine Schwangerschaft nicht ausgetragen werden, sondern endet mit einer Fehlgeburt, mit der Frühgeburt eines lebensunfähigen Kindes oder dem Absterben des Kindes im Mutterleib. Die Unterscheidung zwischen Sterilität und Infertilität ist unter anderem deshalb sinnvoll, weil der Infertilität eine Reihe von Faktoren zugrunde liegen, die nicht unbedingt eine Sterilität verursachen. Ich möchte mich auf das Problem der Sterilität beschränken und werde dafür den Begriff „Unfruchtbarkeit" verwenden.

Wurden früher die Ursachen ungewollter Kinderlosigkeit fast ausschließlich bei der Frau gesucht, so weisen heutzutage die verfeinerten medizinischen Untersuchungsmethoden darauf hin, daß Unfruchtbarkeit etwa in 40% durch die Frau, in 40% durch den Mann und in 20% durch beide bedingt ist oder ungeklärt bleibt. Die Angaben zur Häufigkeitsverteilung schwanken je nach Ausmaß der Untersuchungen und Zusammensetzung des untersuchten Patientenkollektivs. Oft bedeutet eine festgestellte Störung jedoch nur eine eingeschränkte Fruchtbarkeit, die auch ohne Therapie eine nachfolgende Schwangerschaft nicht ausschließt. Aber selbst wenn nur einer der Partner eine Störung aufzuweisen scheint, betrifft das Problem der ungewollten Kinderlosigkeit doch immer beide gemeinsam und kann zu einer schweren Belastung der Partnerschaft führen.

Fortpflanzungsstörungen der Frau

Die häufigsten Ursachen der Unfruchtbarkeit der Frau sind eine Störung der Eierstockfunktion in etwa 40% bis 45% oder der Eileiter in etwa 25%. Erkrankungen der Gebärmutter, des Gebärmutterhalses und der Scheide haben demgegenüber eine geringere Bedeutung. Andere, seltene Ursachen lasse ich hier unberücksichtigt. In etwa 15% bleibt die Ursache auch heutzutage ungeklärt. Entzündungen oder Operationen im Unterleib können zu Veränderungen der Schleimhaut oder zu Verwachsungen führen und einen Hinweis geben auf die Lokalisation der zur Unfruchtbarkeit führenden Störung. Im Anschluß an eine längere Zeit durchgeführte Verhütung mit Ovulationshemmern („Pille") ist eine kurzfristige Einschränkung der Fruchtbarkeit möglich, vor allem bei Frauen, die noch kein Kind geboren haben.

Fortpflanzungsstörungen des Mannes

Bei den Fortpflanzungsstörungen des Mannes ist in über 70% die Reifung der Samenzellen in den Hoden gestört. Als häufigste Ursache findet sich hierfür eine Erweiterung und Schlängelung der Venengeflechte des Hodensacks (Krampfaderbruch, Varikozele). Seltener sind ein ursprünglicher Schaden des Hodengewebes oder eine andere Störung der Samenzellreifung, deren Ursache letztlich oft ungeklärt bleibt, oder eine hormonelle Störung. Etwa in 10% liegt ein Verschluß der ableitenden Samenwege (Nebenhoden und Samenleiter) vor, in 7% Störungen der Ejakulation (Samenerguß). Darüber hinaus gibt es noch eine Reihe seltener Ursachen, die ich im einzelnen hier nicht aufzählen möchte. Vorausgegangene oder noch andauernde Erkrankungen im Bereich der Geschlechtsorgane können die Zeugungsfähigkeit beeinträchtigen. Dazu zählen Entzündungen des Hodens, auch in Zusammenhang mit Mumps, des Nebenhodens, der Samenblase oder der Prostata, ein Hodenhochstand, Verletzungen oder Operationsfolgen, auch einer Leistenbruchoperation.

Allgemeinerkrankungen, Medikamente, Umweltgifte

Auch Allgemeinerkrankungen, Medikamente und in zunehmendem Maße Umweltgifte können die Fruchtbarkeit von Mann und Frau entscheidend beeinträchtigen. Dazu zählen *Erkrankungen* der Nebennierenrinde, der Schilddrüse, Fettsucht, Magersucht, Diabetes mellitus (Zuckerkrankheit), schwere Leber- und Nierenerkrankungen und schwere Infektionskrankheiten wie beispielsweise Tuberkulose. Sie müssen zuerst behandelt werden, da mit ihnen oft auch die Unfruchtbarkeit erfolgreich behandelt und das Risiko von Komplikationen während einer nachfolgenden Schwangerschaft dadurch vermindert wird.

Unter den *Medikamenten* spielen hauptsächlich folgende eine Rolle: Psychopharmaka, Kortison und ähnlich wirkende Mittel, blutdrucksenkende Mittel, Zytostatika und selbstverständlich Sexualhormone wie die „Pille". Hierzu gehören auch der Mißbrauch von Alkohol, Nikotin und anderer Drogen. Auffällige Befunde verbessern sich oft innerhalb weniger Monate, wenn es gelingt, das Rauchen einzustellen. Konsequenterweise lehnen manche Ärzte eine Behandlung von uneinsichtigen Rauchern ab.

Zu den *Umweltgiften* zählen die Schwermetalle Kadmium, Blei und Quecksilber sowie Unkraut- und Schädlingsvertilgungsmittel.

„Der Gifte stärkstes ist die Seele" (Ludolf Krehl)

Bei allen Erkrankungen spielen immer auch psychische Faktoren eine mehr oder weniger wichtige Rolle, nicht nur als mögliche Ursache, sondern auch als Folge einer zunächst rein organisch bedingt erscheinenden Störung. Einige Gynäkologen halten sie sogar für die häufigste Ursache der Unfruchtbarkeit.

Die in zunehmendem Maße und inzwischen bei fast jeder zweiten unfruchtbaren Frau nachweisbare Funktionsstörung der Eierstöcke beruht meist auf einer übergeordneten Regulationsstörung der Hormone im Zwischenhirn und der Hirnanhangsdrüse (s. S. 19). Gerade das Zwischenhirn wird über Nervenbahnen aus anderen Teilen des Gehirns stark durch unser seelisches Erleben mitbeeinflußt. Auch Eileiter, Gebärmutter und Scheide unterliegen psychischen Einflüssen. Hier kann es über das vegetative Nervensystem zu Verkrampfungen der glatten Muskulatur kommen, die eine Frau gar nicht zu spüren braucht.

Entsprechendes gilt für die Samenbildung des Mannes, und zunehmend finden sich auch beim Mann seelisch bedingte hormonelle Regulationsstörungen. Für die Bedeutung psychischer Faktoren spricht auch die Tatsache, daß trotz des Einsatzes verfeinerter medizinischer Untersuchungsmethoden auffallend häufig keine körperliche Ursache der Unfruchtbarkeit gefunden werden kann.

Als ich als Austauschschülerin in Los Angeles bereits nach einem Monat meine Periode nicht mehr bekam und ein Frauenarzt daraufhin eine Störung meines Hormonhaushaltes feststellte, war mir von Anfang an klar, daß dies nur der körperliche Ausdruck seelischer Probleme war. Später wurde ich darin bestätigt, als während des Studiums zweimal spontan meine Periode wieder einsetzte – nachdem ich meinen Mann kennengelernt hatte und kurz nach der Hochzeit – und jedesmal wieder aufhörte, als ich mich für zwei medizinische Staatsexamina vorbereiten mußte. Nur einen Monat nach der Ankunft unserer Tochter und dem Beginn einer psychoanalytischen Behandlung bekam ich wieder regelmäßig meine Periode. Die frauenärztliche Behandlung hatte ich von einem auf den anderen Tag abgebrochen.

Vom Ursprung seelisch bedingter Störungen

„Streß" ist zu einem Modewort geworden und dient häufig als Erklärung für viele unserer Lebensprobleme. Ungewollt kinderlosen Paaren wird gerne der Rat gegeben, ihren Streß „abzubauen", insbesondere wenn sich keine körperliche Ursache der Unfruchtbarkeit finden läßt. Die folgenden Gedanken möchten zum Verständnis der Entstehung seelisch bedingter Störungen beitragen; sie sind allerdings vereinfacht und verkürzt.

Ein Gesichtspunkt, unter dem Leben betrachtet werden kann, ist der Rhythmus. Unser Leben verläuft rhythmisch, ähnlich dem Wochen-, Monats- und Jahresrhythmus zwischen den Polen Bewegung und Ruhe, Einatmung und Ausatmung, Abhängigkeit und Selbständigkeit usw. Diese Reihe ließe sich beliebig verlängern. Unser Leben lang versuchen wir, unser individuelles Gleichgewicht zwischen diesen Gegensätzen zu finden. Überwiegt auf Dauer die Kraft eines der beiden Pole, führt dies zu einer Belastung und zu Konflikten mit uns selbst und unserer Umwelt, die wir dann oft auch als Streß empfinden. Körperliche oder seelische Störungen, die sich aus diesen Belastungen entwickeln, können der Ausdruck unseres unbewußten Versuches sein, den nötigen Ausgleich wiederzugewinnen, wieder ganz zu werden (s. a. S. 21, 53).

Es ist häufig zu einfach, die zur Unfruchtbarkeit beitragenden seelischen Faktoren auf bestimmten Streß zurückführen zu wollen, sei es auf die berufliche Situation, auf ungünstige Wohnverhältnisse – beispielsweise das Zusammenleben mit Mutter oder Schwiegermutter – oder auf andere belastende Situationen. Sie sind oft nicht die Ursache, sondern lediglich der Auslöser, der ein vorher noch labiles Gleichgewicht stört und zum „Umkippen" bringt.

Ob eine belastende Situation zu seelischen und/oder körperlichen Störungen führt, hängt in hohem Maße davon ab, wie wir sie erleben, verarbeiten und mit ihr umgehen. Jeder Mensch erlebt sich selbst und seine Umwelt und verhält sich auf eine für ihn spezifische Art und Weise. Dabei sind wir immer als ganze Menschen mit Körper, Seele und Geist beteiligt. Diese individuellen Erlebens- und Verhaltensmuster liegen tief in uns verwurzelt und werden unter anderem auch durch unsere Entwicklung in der Kindheit geprägt. Sie entziehen sich zum großen Teil unserem Bewußtsein. Hier setzen viele psychotherapeutische Verfahren an. Sie möchten helfen, sich seiner eigenen Erlebens- und Verhaltensweisen bewußter zu werden und sie somit einer Veränderung zugänglich zu machen, die letztlich jedoch immer von jedem einzelnen selbst ausgehen muß.

Prognose

Aussagen zur Prognose beruhen auf statistischen Untersuchungen und können auf das einzelne kinderlose Paar nur bedingt übertragen werden. Die Empfängniswahrscheinlichkeit sinkt mit zunehmendem Alter der Frau nach dem 30. Lebensjahr und mit Dauer der ungewollten Kinderlosigkeit. Etwa 75% der Schwangerschaften treten innerhalb der ersten beiden Behandlungsjahre ein. Allgemein gilt, daß die Chancen mit 30% bis 50% günstiger liegen, wenn nur bei der Frau eine Störung festgestellt wird, wobei die einzelnen Faktoren eine recht unterschiedliche Prognose aufweisen. Findet sich bei beiden Partnern ein organischer Befund, so sinkt die Empfängniswahrscheinlichkeit auf etwa 15% bis 25% . Liegt nur beim Mann eine Fortpflanzungsstörung vor, ist die prognostische Beurteilung schwieriger. Von der Norm abweichende Befunde bedeuten gerade hier häufig nur eine eingeschränkte Zeugungsfähigkeit. Werden weniger befruchtungsfähige Samenzellen gebildet, sind die Chancen für eine Befruchtung lediglich geringer, und es kommt immer wieder auch ohne Therapie zum Eintritt der so lang ersehnten Schwangerschaft.

4. Symptome zugrundeliegender Erkrankungen und Störungen

Bei einem Teil der im vorangegangenen Kapitel genannten möglichen Ursachen der Unfruchtbarkeit wissen wir auf Anhieb, ob sie uns betreffen oder nicht. So ist uns in der Regel bekannt, welche Medikamente wir wofür einnehmen. Es kommt allerdings vor, daß trotz jahrelangen Kinderwunsches täglich weiterhin die „Pille" geschluckt wird. Manche Medikamente werden eben mehr als Nahrungsmittel aufgefaßt, so selbstverständlich erscheint ihre Einnahme. In diesem Kapitel möchte ich noch auf einige Anzeichen aufmerksam machen, die selbst wahrgenommen werden und auch ohne Kinderwunsch zum Arzt führen können.

... beim einzelnen ...

Leichte Störungen des Menstruationszyklus treten häufig vorübergehend in Belastungssituationen auf und haben dann keine besondere Bedeutung. Zu häufige, zu seltene oder ausbleibende Blutungen, zu starke, zu schwache, zu lange oder Zwischenblutungen oder Schmierblutungen vor oder nach der eigentlichen Menstruation können jedoch nicht nur auf eine hormonelle Regulationsstörung, sondern teilweise auch auf schwere Erkrankungen hinweisen. Bei etwa jeder fünften Frau bleibt die Periode vor Eintritt der Wechseljahre einmal länger als 6 Monate aus (Amenorrhö). Auf der anderen Seite ist ein regelmäßiger Zyklus kein Beweis für eine normale Funktion der Eierstöcke (s. S. 17). Der Abgang kleiner Mengen eines milchigen Sekretes aus beiden Brustdrüsen (Galaktorrhoe) oder eine gegenüber früher verstärkt auftretende Körper- und Gesichtsbehaarung sind ebenfalls Hinweise auf eine hormonelle Störung der Frau. Sehr starke Schmerzen während der Menstruation, Druckschmerz im Unterbauch oder Schmerzen beim sexuellen Verkehr können auf Erkrankungen hinweisen, die zur Unfruchtbarkeit führen.

Fast 5% aller Männer leiden unter den bereits erwähnten Krampfadern des Hodensacks. Diese Varikozele liegt in den meisten Fällen auf der linken Seite und kann zu ziehenden Schmerzen führen. Weitere Hinweise auf eine Fortpflanzungsstörung des Mannes sind eine unterschiedliche Größe und Festigkeit beider Hoden, eine auffallend geringe Samenmenge oder eine Vergrößerung der Brustdrüsen. Das Tragen zu enger Unterwäsche oder zu enger Hosen oder eine Überwärmung der Hoden durch beruflich bedingte hohe Außentemperaturen können ebenfalls zu einer Störung der Samenzellreifung führen.

... und in der Partnerschaft

Allgemein bekannt ist, daß die Chancen für eine Empfängnis sinken, wenn die Partner selten sexuellen Verkehr haben. Weniger bekannt ist die Tatsache, daß Verkehr alle 1 bis 2 Tage ebenfalls dazu führt (s. S. 48). Von Bedeutung kann dies an den fruchtbaren Tagen der Frau kurz vor und während des Eisprungs sein. Entgegen einer noch weit verbreiteten Auffassung bedeutet die Fähigkeit eines Mannes zum sexuellen Verkehr, seine Potenz, nicht gleichzeitig auch seine Zeugungsfähigkeit. Die Empfänglichkeit einer Frau ist nicht abhängig vom Erleben eines Orgasmus.

Partnerschaftskonflikte können eine wichtige, manchmal sogar ausschlaggebende Rolle unter den Ursachen unerwünschter Kinderlosigkeit spielen. Aus diesem Grund wird der Arzt auch nach dem Verhältnis zum Partner und nach Spannungen innerhalb der Partnerschaft fragen. Wichtig ist nicht nur, wie oft die Partner miteinander schlafen, sondern auch, ob sie dabei Lust empfinden oder nicht, ob die Frau unter Scheidenkrämpfen leidet oder der Mann unter Erektionsstörungen oder vorzeitigem Samenerguß. Diese Probleme treten häufig auch erst dann auf, wenn allen gemeinsamen Anstrengungen zum Trotz keine Schwangerschaft eintreten will, insbesondere während der Behandlung der Unfruchtbarkeit.

Seltener führen auch in jüngerem Lebensalter körperliche Erkrankungen zu einer Abnahme des sexuellen Verlangens und/oder zu Potenzstörungen; sie werden allerdings durch seelische Einflüsse in der Regel wesentlich verstärkt.

Bim, Bam, Bum

*Ein Glockenton fliegt durch die Nacht,
als hätt' er Vogelflügel;
er fliegt in römischer Kirchentracht
wohl über Tal und Hügel.*

*Er sucht die Glockentönin BIM,
die ihm vorausgeflogen;
d. h. die Sache ist sehr schlimm,
sie hat ihn nämlich betrogen.*

*„O komm", so ruft er, „komm, dein BAM
erwartet dich voll Schmerzen.
Komm wieder, BIM, geliebtes Lamm,
dein BAM liebt dich von Herzen!"*

*Doch BIM, daß ihr's nur alle wißt,
hat sich dem BUM ergeben;
der ist zwar auch ein guter Christ,
allein das ist es eben.*

*Der BAM fliegt weiter durch die Nacht
wohl über Wald und Lichtung.
Doch, ach, er fliegt umsonst! Das macht
er fliegt in falscher Richtung.*

Christian Morgenstern

5. Patient(in) und Arzt

Vorausschicken möchte ich, daß ich, wenn ich in diesem Buch allgemein von „Arzt" spreche, damit gleichzeitig immer auch „Ärztin" meine. Ich denke, wir sollten emanzipiert genug sein, um auf eine unpraktische Doppelbezeichnung verzichten zu können.

Das Vertrauen zum Arzt entscheidet mit über Erfolg oder Mißerfolg, nicht nur bei der Behandlung der Unfruchtbarkeit. Es ist jedoch ein wesentlicher Unterschied, ob ich mir den Knöchel verstauche oder mir seit langem ein Kind wünsche.

Übersteigerte Erwartungen

Wenn ein Paar, meist ist es zunächst die Frau, sich in seiner Not nicht mehr selbst zu helfen weiß und einen Arzt aufsucht, schöpft es erst einmal neue und berechtigte Hoffnungen. Da die Behandlung der Kinderlosigkeit im Leben der Betroffenen eine wesentliche Rolle spielt, führt sie jedoch leicht zu einer inneren Abhängigkeit vom Arzt als dem Menschen, der sie von jahrelangem Leiden endlich erlösen soll. Diese Erwartungen müssen häufig früher oder später enttäuscht werden. Oft wird dann der nächste, angeblich bessere Arzt aufgesucht, der anfänglich ebenso idealisiert wird, bevor erneut die Ernüchterung eintritt. Je anspruchsvoller die Erwartungen an den Arzt und über ihn auch an die Möglichkeiten der modernen Medizin sind, desto häufiger erscheint er im nachhinein als Versager.

In Gesprächen, die ich in den vergangenen Monaten mit Fachärzten führte, wurde mir noch einmal deutlich, wie begrenzt unser Wissen über die menschliche Fortpflanzung trotz zunehmender Behandlungserfolge im Grunde genommen ist. Zwar scheint beispielsweise die Bedeutung bestimmter Hormone bis in die kleinste Einzelheit geklärt zu sein – die übergeordneten Zusammenhänge liegen jedoch weitgehend im Dunkeln und lassen sich wohl auch durch noch so intensive Forschungen kaum je in ihrer Gesamtheit erfassen. Im Gegenteil: Die Konzentration auf das Detail verstellt leicht den Blick für das Wesentliche, den ganzen Menschen.

Der Körper als Objekt

Ein anderer Gesichtspunkt, der auch meine Beziehung zum Arzt entscheidend mitbeeinflußte, ist das Gefühl, als Frau den eigenen Körper immer wieder als Objekt zur Verfügung stellen zu müssen. Dies geschieht ja nicht nur bei den regelmäßigen, oft mehrmals wöchentlich durchgeführten frauenärztlichen Untersuchungen, sondern auch bei den Hormonbestimmungen in Blut und Urin, von deren Ergebnis zumindest ich mein Selbstwertgefühl als Frau in viel zu starkem Ausmaß abhängig machte.

Eines Tages eröffnete mir der Gynäkologe, mein Blutspiegel für das männliche Geschlechtshormon Testosteron sei leicht erhöht. Danach war ich völlig verzweifelt: Ich, eine Frau? Wie soll so jemand denn überhaupt ein Kind bekommen können? Was mir der Arzt verschwiegen hatte, was ich erst jetzt während der Vorbereitungen für dieses Buch erfuhr: Etwa 70% aller unfruchtbaren Frauen, bei denen keine körperliche Erkrankung festgestellt werden kann, weisen als Begleiterscheinung erhöhte

Werte von Testosteron oder anderen männlichen Geschlechtshormonen im Blut auf. Die Ursache dafür bleibt – wie so oft in der Medizin – meist ungeklärt. Häufig haben diese Werte keine besondere Bedeutung, sondern normalisieren sich zusammen mit dem gestörten Monatszyklus. So war es auch bei mir. Mein Testosteronspiegel liegt seit langem wieder brav unterhalb der „erlaubten" Höchstgrenze.

Als unser Kinderwunsch konkret wurde, suchte ich mir für die Behandlung zunächst eine Frauenärztin. Ich wollte nicht immer wieder von Männern untersucht werden; einmal geschah dies sogar zu zweit: Ein Student im letzten Ausbildungsjahr durfte seine Erfahrungen an mir sammeln, ohne daß ich zuvor um Zustimmung gefragt worden war. Damals war ich als Achtzehnjährige noch nicht selbstbewußt genug, um mich dagegen zu wehren. Von einer Frau erhoffte ich mir mehr Verständnis und Einfühlungsvermögen. Es ist für mich angenehmer, von einer Frau untersucht zu werden, ohne die Anwesenheit Dritter; ich kann die Bauchdecken besser entspannen, wenn ich halbnackt und fröstelnd auf dem Untersuchungstisch liege, Beine gespreizt und hochgelegt. Im nachhinein muß ich sagen, daß meine Erwartungen an diese Ärztin enttäuscht wurden, weniger meine Erwartungen an die Frau als an die „Medizinerin". Später geriet ich „zufällig" an einen Gynäkologen, der sich auf die Behandlung unfruchtbarer Frauen spezialisiert hat.

Ärztliches Einfühlungsvermögen

Gerade die Behandlung der Kinderlosigkeit verlangt vom Arzt großes Einfühlungsvermögen und psychologisches Verständnis, sind doch seelische Faktoren ursächlich oder als Folge immer mitbeteiligt. Dies erfordert jedoch nicht nur Zeit, sondern auch eine andere Grundeinstellung gegenüber dem Patienten, seiner Erkrankung und seinen Symptomen, als sie üblicherweise eingenommen wird. Allein aufgrund der äußeren Umstände besteht dazu in einer Arztpraxis mit Dutzenden von Patienten am Tag häufig einfach nicht die Möglichkeit.

Dazu trägt zum großen Teil die Ärztliche Gebührenordnung bei, die zumindest bis Inkrafttreten ihrer Novellierung im Oktober 1987 das ärztliche Beratungsgespräch völlig unterbewertete.

Ich empfand es beispielsweise als unzureichend, wenn die Frauenärztin in auch noch so guter Absicht (und nicht ohne Grund) auf mich einredete, ich solle doch locker lassen, mich auch einmal entspannen, und mir dabei nach einem langen, arbeitsreichen Vormittag sichtlich erschöpft gegenübersaß, sich zur eigenen Entspannung erst einmal eine Zigarette anzündete. In solchen Momenten tat sie mir einfach nur leid.

Auf die Bedeutung seelischer Faktoren bei den Ursachen ungewollter Kinderlosigkeit gehe ich an anderer Stelle näher ein (s. S. 27 ff, 33, 53 f.). Ideal erscheint es mir, wenn psychotherapeutische Gespräche zusammen mit der medizinischen Behandlung von ein und demselben Arzt durchgeführt werden können. Dies wird auch bereits mit Erfolg praktiziert.

6. Diagnostik

Ungewollte Kinderlosigkeit ist immer ein Problem beider Partner und wird zumeist auch so empfunden. In der Regel ist es jedoch so, daß Frauen in stärkerem Ausmaß darunter leiden. Mutterschaft und Selbstwertgefühl als Frau sind eng miteinander verbunden, was zum Teil auch durch die Erwartungen unserer Gesellschaft bedingt ist. Ehe, Haushalt und Familie werden immer noch gern als ihre natürlichen Lebensaufgaben angesehen, und für eine Frau im gebärfähigen Alter ist es daher häufig sehr schwer, eine Arbeitsstelle im erlernten Beruf zu finden. Ein Mann hat meist leichter die Möglichkeit, sich beispielsweise im Beruf zumindest oberflächlich einen Ausgleich zu schaffen. Manche Frauen geben sogar ihren Beruf auf, um sich ganz der Behandlung zu widmen oder auch in der Überzeugung, dadurch ihre Chancen für eine Adoption zu erhöhen.

Delegation an die Frau

Auch von ärztlicher Seite wird das Problem häufig an die Frau delegiert. Die Untersuchung des Mannes ist wenig zeitaufwendig, während eine Diagnose bei der Frau in der Regel von der Beurteilung mehrerer Zyklen abhängt. Auch gibt es in der Gynäkologie mehr Untersuchungs- und Behandlungsmöglichkeiten, die allein zeitlich zu einer erheblichen Belastung führen können.

Ich hatte zwar beruflich dieselben Möglichkeiten wie mein Mann, empfand den Schmerz über unsere Kinderlosigkeit jedoch ungleich stärker. Als Ärztin fühlte ich mich auch als Frau angesprochen und bestätigt; die Funktionsfähigkeit meiner Eierstöcke war dabei ja nicht gefragt. Zwischendurch jedoch erlebte ich mich immer wieder völlig unzulänglich, als Versagerin, als Defektfrau. Dazu genügte manchmal nur der Anblick einer jungen Mutter in meinem Alter, einer Schwangeren. Mein Mann versuchte mich zu trösten, so gut er es konnte; er litt mit mir. Ich fühlte mich jedoch schuldig, verantwortlich für unsere Kinderlosigkeit. Schließlich war ich es auch, die behandelt werden mußte, die immer zum Arzt ging, oft vor oder während der Arbeitszeit zu ihm hetzte. Aus medizinischer Sicht hatte mein Mann mit seinem Spermiogramm seinen Beitrag geleistet; der Befund lag nun in meiner Karteikarte. Ein später „nebenbei" festgestelltes auffälliges Untersuchungsergebnis bei ihm änderte nichts daran. In dem ärztlichen Bericht hieß es abschließend: „Unabhängig von dem nicht ganz normalen Befund bei der Ehefrau scheint auch bei dem Ehemann eine allerdings leichtere Störung vorzuliegen. Wir würden folgendes Procedere (Vorgehen, d. A.) empfehlen: Zunächst weitere Abklärung des Befundes bei der Ehefrau, da hier die sicherlich z. Zt. leichter zugängliche Störung vorliegt." – Da ich als Kollegin eine „aufgeklärte" Patientin war, hatten weder die beiden Frauenärzte, bei denen ich längere Zeit in Behandlung war, noch mein Mann je den Wunsch nach einem Gespräch zu dritt geäußert – ich allerdings auch nicht. Im nachhinein glaube ich, daß dadurch ein Stück meines Verantwortungsgefühls und meiner Verzweiflung von mir genommen worden wäre.

So wenig ungewollte Kinderlosigkeit das Problem nur eines Partners ist, so wenig ist die Beratung und Behandlung ausschließlich die Angelegenheit des Frauenarztes. Da die Untersuchung des Mannes viel einfacher ist als die der Frau, sollte sie sinnvollerweise sogar am Anfang stehen. In der Regel sucht die Frau jedoch zuerst den Frauenarzt auf oder den Hausarzt, der sie dann meist an den Frauenarzt überweist.

6.1 Untersuchungsmethoden der Frau

Am Anfang der frauenärztlichen Diagnostik stehen die Erhebung der Vorgeschichte und die körperliche Untersuchung. Dabei werden auch das Scheidensekret und ein *Abstrich aus dem Gebärmutterhals* mikroskopisch untersucht. Der sogenannte „Zervixindex" ist Ausdruck der Östrogenwirkung am Gebärmutterhals (s. S. 18) und erreicht seinen höchsten Wert kurz vor dem Eisprung, dem Zeitpunkt der größten Empfänglichkeit. Bei maximal 12 Punkten gelten Werte ab 8 als gute Voraussetzung für eine Befruchtung.

Bereits beim ersten Besuch wird der Arzt dazu auffordern, täglich die morgendliche Aufwachtemperatur, die *Basaltemperatur,* zu messen und auf einem dafür vorgesehenen Blatt einzutragen. Die Messung der Basaltemperatur ist eine einfache und recht zuverlässige Methode zur Beurteilung der Funktion der Eierstöcke und steht daher auch am Anfang aller Untersuchungen. Es ist wichtig, diese Messung auch später während der Behandlung regelmäßig durchzuführen, weil unter anderem von ihrem Ergebnis abhängt, welche weiteren diagnostischen und therapeutischen Schritte erfolgen. Der Anstieg der Temperatur 1 bis 2 Tage nach dem Eisprung wird hervorgerufen durch das Gelbkörperhormon (s. S. 16). Die Temperatur muß morgens nach einer Nachtruhe von mindestens 6 Stunden unter Ruhebedingungen gemessen werden, am besten für 3 bis 5 Minuten im Darm; die Messung unter den Achseln ist ungeeignet. Wegen der Abhängigkeit der Körpertemperatur von der Tageszeit sollte täglich annähernd zur gleichen Zeit gemessen werden. Als Thermometer ist jedes normale Fieberthermometer geeignet; es muß jedoch immer dasselbe sein. Zusammen mit den Werten werden Angaben über Kopfschmerzen, Erkältung, spätes

Aufstehen und ähnliches sowie die Einnahme von Medikamenten notiert, um eine Fehlinterpretation zu vermeiden.

Eine normale Funktion der Eierstöcke liegt in der Regel nur dann vor, wenn die Temperaturerhöhung nach dem Eisprung innerhalb von 48 Stunden eintritt, die Temperatur an drei aufeinanderfolgenden Tagen mindestens 0,2 °C höher liegt als an den vorangegangenen 6 Tagen und die Temperaturerhöhung mindestens 10 Tage lang andauert. Nach Eintritt einer Schwangerschaft bleibt die Temperatur erhöht.

Die Messung der Basaltemperatur ist auch eine brauchbare Alternative zur Empfängnisverhütung, die zwar große Disziplin verlangt, bei richtiger Durchführung jedoch in ihrer Zuverlässigkeit nur von der „Pille" übertroffen wird. Vom 3. Tag der Temperaturerhöhung bis zum 1. Tag der Menstruation ist eine Frau sicher unfruchtbar. Weniger zuverlässig ist die unfruchtbare Phase von der Menstruation bis 6 Tage vor dem frühesten Temperaturanstieg. Für ihre Berechnung sollten die Aufzeichnungen von 6 kompletten Temperaturzyklen vorliegen. Während der 4 bis 5 Tage vor der Temperaturerhöhung, also kurz vor oder während des Eisprungs, sind die Chancen für eine Empfängnis am größten.

Die Zuverlässigkeit der Temperaturmessung kann durch die Selbstuntersuchung des Schleimes aus dem Gebärmutterhals noch erhöht werden. Einige Tage vor und während des Eisprungs wird der Schleim flüssig und „spinnbar", ähnlich dem Weißen von rohem Ei (s. S. 18). Beobachtet eine Frau 3 bis 4 Tage vor dem Temperaturanstieg diesen fadenziehenden Schleim am Eingang zur Scheide, so kann sie sich darauf verlassen, daß der Temperaturanstieg tatsächlich einen Eisprung anzeigt. Viele Frauen spüren ihren Eisprung auch an einem leichten, ziehenden Schmerz im rechten oder linken Unterbauch.

Häufig wird auch bereits beim ersten Arztbesuch eine Blutprobe entnommen und auf Antikörper gegen Rötelnviren untersucht. Eine Frau, die bisher keine *Röteln* gehabt hat, muß vor Beginn der Behandlung dagegen geimpft werden, da eine Infektion während der Schwangerschaft zu Mißbildungen des Kindes führen kann.

Bei Ausbleiben der Monatsblutung wird zunächst immer auch eine Schwangerschaft ausgeschlossen.

Im folgenden möchte ich eine Reihe gynäkologischer Untersuchungsmethoden vorstellen. Welche und wieviele von ihnen durchgeführt werden und wie oft sie eventuell wiederholt werden müssen, um zu einer möglichst klaren Diagnose zu kommen, ist individuell sehr unterschiedlich.

Hormonbestimmungen im Blut sind keine Routinemaßnahmen, sondern werden gezielt eingesetzt. Eine Ausnahme stellt die Bestimmung des Prolaktinspiegels dar, die immer durchgeführt wird, wenn der Verdacht auf eine Störung der Eierstockfunktion besteht. Ein erhöhter Wert von Prolaktin kann zu allen Formen der Zyklusstörung führen. Im Einzelfall werden darüber hinaus die Blutspiegel der Gonadotropine FSH und LH, des Gelbkörperhormons oder anderer Hormone bestimmt. Weiterführende Funktionstests werden nur durchgeführt, wenn aufgrund der Basalwerte keine klare Diagnose zu stellen ist.

Ist die Monatsblutung bereits länger als 6 Monate ausgeblieben (Amenorrhö), wird ein Tumor des Gehirns durch eine *Röntgenaufnahme des Schädels* ausgeschlossen. Dies geschieht auch, wenn erhöhte Prolaktinwerte im Blut oder eine milchige Sekretion beider Brustdrüsen festgestellt werden.

Bei ausbleibender Monatsblutung wird nach Ausschluß einer Schwangerschaft der *Gestagentest* durchgeführt, bei dem über 8 bis 12 Tage ein Gestagenpräparat eingenommen wird. Es wirkt wie das Gelbkörperhormon auf die Gebärmutterschleimhaut (s. S. 17). Tritt danach eine Blutung ein, so bedeutet dies, daß genügend Östrogene gebildet werden, um die Schleimhaut aufzubauen. Bei stärkerem Östrogenmangel bleibt die Blutung aus.

Der *Östrogentest* überprüft nun, ob die Gebärmutterschleimhaut durch Östrogene überhaupt aufgebaut werden kann. Dies gilt als bewiesen, wenn nach 10- bis 14tägiger Einnahme eines Östrogenpräparates eine Blutung eintritt. Häufig wird nach dem Östrogen- noch ein Gestagenpräparat gegeben. Bei Veränderungen der Gebärmutterschleimhaut bleibt die Blutung aus.

Ist aus dem Anstieg der Basaltemperatur ein Eisprung ersichtlich, sei er spontan oder medikamentös ausgelöst, wird der sogenannte *„Postkoitaltest"* durchgeführt, mit dem das Eindringen der Samenzellen in das Sekret des Gebärmutterhalses geprüft wird. Kurz vor dem Eisprung und etwa bis 10 Stunden nach einem Geschlechtsverkehr wird Schleim aus dem Gebärmutterhals entnommen und untersucht. Neben der Beurteilung des Schleimes werden die Zahl und Beweglichkeit der unter dem Mikroskop sichtbaren Samenzellen bestimmt. Diese Untersuchung kann auch Hinweise geben auf eine selten auftretende Unverträglichkeit des Samens mit dem Sekret des Gebärmutterhalses.

Ultraschalluntersuchungen dienen hauptsächlich der Kontrolle des Therapieverlaufes. Sie gelten für die reifenden Eizellen als unschädlich. Damit sich die heranwachsenden Follikel in den Eierstöcken auf dem Bildschirm darstellen lassen, muß die Harnblase während der Untersuchung prall gefüllt sein und leicht schmerzen. Bereits mehrere Stunden vor der Untersuchung empfiehlt es sich daher, reichlich Tee, Mineralwasser oder dergleichen zu trinken. Bei einer neuen Untersuchungstechnik wird die Ultraschallsonde in die Scheide eingeführt; die Blase braucht hierbei nicht gefüllt zu sein.

Für die Diagnose und die Therapiekontrolle bestimmter hormoneller Störungen ist es notwendig, den *24-Stunden-Urin* zu sammeln, das heißt die exakt im Laufe von 24 Stunden ausgeschiedene Urinmenge. Die darin gemessenen Hormonkonzentrationen werden auf 24 Stunden bezogen. Es kann unter Umständen gefährliche Folgen haben, wenn nicht genau gesammelt wird; so hängt bei der Behandlung mit Gonadotropinen (s. S. 64 f.) von dem Ergebnis der Messung die Dosierung des Hormons ab, und kleine Mengen zuviel können bereits zu einer Überdosierung führen. Am besten wird morgens zu einer bestimmten Zeit begonnen, nachdem der Urin der vergangenen Nacht in die Toilette entleert worden ist. Danach wird der gesamte im Laufe des Tages und der darauf folgenden Nacht ausgeschiedene Urin in eine bestimmte, dafür vorgesehene Flasche entleert. Das Sammeln ist beendet, wenn am folgenden Morgen der Urin der vergangenen Nacht in die Flasche gegeben wird.

Bleibt die Ursache der Unfruchtbarkeit ungeklärt oder ist aus der Vorgeschichte eine Eileiterentzündung bekannt, oder auch vor einer eingreifenden Hormonbehandlung wird die *Durchgängigkeit der Eileiter* überprüft. Verwachsungen innerhalb der Eileiter bis zum totalen Verschluß oder Verwachsungen mit dem umgebenden Gewebe, die die Beweglichkeit der Eileiter einschränken, können den Transport eines befruchteten Eies durch den Eileiter in die Gebärmutter verhindern und nicht nur zur Unfruchtbarkeit, sondern auch zu einer Eileiterschwangerschaft führen. Um diese Störungen zu erkennen, gibt es eine Reihe von Untersuchungsmethoden, von denen ich die zwei gängigsten vorstellen möchte. Beide werden vor dem Eisprung am Ende der ersten Zyklusphase durchgeführt. Vorher muß eine Samenuntersuchung des Partners erfolgt sein.

Bei der *Bauchspiegelung* (Laparoskopie) wird nach einem kleinen Schnitt am unteren Nabelrand mit einer dünnen Nadel zunächst der Bauchraum mit Kohlendioxydgas aufgefüllt, damit sich die Bauchwand vom Darm abhebt. Dann wird ein kleinfingerdickes Rohr durch den Schnitt gestoßen, durch das der Bauchraum mit der Gebärmutter, den Eileitern, den Eierstöcken, dem Darm, der Blase und, falls vorhanden, dem „Blinddarm" mit einer Lichtoptik angesehen und beurteilt wird. Meist wird durch einen zweiten Einstich ein zusätzliches Instrument eingeführt, mit dem kleine operative Eingriffe durchgeführt werden können. Um einen Verschluß innerhalb der Eileiter zu erkennen, wird durch den Gebärmutterhals eine blaue Farblösung eingespritzt, die bei offenen Eileitern in den Bauchraum austritt.

Die Bauchspiegelung ist eine Operation, die in Vollnarkose durchgeführt wird und in der Regel einen zweitägigen Krankenhausaufenthalt erfordert. Wie jede Operation ist sie nicht ohne Risiko: Neben Zwischenfällen bei der Narkose kann es zu Blutungen, Entzündungen, Verletzungen innerer Organe und zum Verschluß eines Gefäßes durch das Kohlendioxydgas kommen. Die Komplikationsrate ist jedoch gering.

Die *Röntgenuntersuchung der Gebärmutter und der Eileiter* (Hysterosalpingographie) kann dagegen auch ohne Narkose ambulant von einem Röntgenarzt durchgeführt werden. Mit ihr lassen sich jedoch nur grobe Veränderungen der Gebärmutter und der Eileiter feststellen. Sie führt außerdem zu einer Strahlenbelastung gerade der strahlenempfindlichen Eierstöcke.

Bei der Untersuchung wird Röntgenkontrastmittel durch den Gebärmutterhals eingespritzt und anschließend durch mehrere Röntgenaufnahmen festgestellt, ob die Gebärmutter sich aufgefüllt hat und wie weit das Kontrastmittel über die Eileiter in den Bauchraum geflossen ist. Um eine nachfolgende Entzündung zu vermeiden, wird anschließend ein Antibiotikum gespritzt, das auch in den folgenden Tagen als Tablette eingenommen werden muß.

Auch wenn die ambulante Untersuchung nicht viel Zeit beansprucht, sollte sie nicht schnell zwischendurch eingeplant werden, wie ich es getan habe. Sie kann sehr schmerzhaft sein, und anschließend kommt es zu einer kleinen Blutung. Noch Stunden danach können starke Unterleibskrämpfe auftreten.

Von all dem wußte ich nichts, als ich während einer Mittagspause zum Röntgenarzt ging und gleich darauf weiterarbeitete. Zwei Stunden später, während ich selbst gerade eine Patientin untersuchte, packten mich plötzlich Unterleibskrämpfe, wie ich sie nie zuvor erlebt hatte, und in den folgenden Stunden konnte ich nur zusammengekauert auf einer Liege im Zimmer meines Chefs liegen, bis das Schlimmste vorbei war. Wie ich am Abend auf dem Fahrrad nach Hause kam, ist mir noch heute ein Rätsel. Erst später erfuhr ich im Gespräch mit anderen Frauen, daß Schmerzen und Krämpfe anscheinend üblich sind.

Die *Gebärmutterspiegelung* (Hysteroskopie) erfolgt in Vollnarkose und kann unmittelbar im Anschluß an eine Bauchspiegelung durchgeführt werden. Dabei wird der Muttermund gedehnt und ein Rohr in den Gebärmutterhals vorgeschoben. Nach Einblasen von Kohlendioxydgas können mit einer Lichtoptik Veränderungen der Gebärmutterhöhle, der Eileiterabgänge und des Gebärmutterhalses erkannt und mit Hilfe von eingeführten Instrumenten Gewebsproben entnommen oder kleine Eingriffe durchgeführt werden.

Die mikroskopische Untersuchung einer *Gewebsprobe aus der Gebärmutterschleimhaut* (Endometriumbiopsie) erlaubt eine sehr genaue Aussage über die einzelnen

Zyklusphasen. Die Entnahme des Gewebes kann ambulant ohne Narkose erfolgen. Sie wird nur selten und dann meist im Rahmen der Vorbereitung für die extrakorporale Befruchtung durchgeführt.

6.2 Untersuchungsmethoden des Mannes

Die Untersuchung des Mannes wird meist von einem Hautarzt oder Urologen durchgeführt, der sich auf Andrologie (Männerheilkunde) spezialisiert hat. Neben der Erhebung der Vorgeschichte und der körperlichen Untersuchung gehört dazu immer auch die *Untersuchung des Samens,* das Spermiogramm. Dazu muß er in der Arztpraxis onanieren. Nur in Ausnahmefällen kann der Samen auch von zuhause mitgebracht werden; er darf jedoch nicht älter als etwa 20 Minuten sein und auf keinen Fall mit einem Kondom in Berührung gekommen sein. Kondome sind mit chemischen Substanzen imprägniert, die innerhalb von Sekunden zum Absterben der Samenzellen führen. Die Untersuchung sollte nach 5 bis 6 Tagen sexueller Enthaltsamkeit stattfinden, um ein möglichst optimales Ergebnis zu erhalten. Sexueller Verkehr alle 1 bis 2 Tage führt zu einer erheblichen Verminderung der Samenmenge und der Anzahl und Beweglichkeit der Samenzellen und damit zur Verminderung der Zeugungsfähigkeit. Auch Enthaltsamkeit über 8 Tage hinaus kann den Samenbefund verschlechtern.

Verständlicherweise ist es nicht jedermanns Sache, in einer Arztpraxis zu onanieren, und es kann immer einmal vorkommen, daß alle Bemühungen auch unter Einbeziehung der Partnerin scheitern. Manche Männer empfinden die Untersuchungssituation als tiefe Kränkung und erscheinen erst gar nicht zu diesem Termin.

Bei der anschließenden Untersuchung des Samens wird neben einer physikalischen und biochemischen Untersuchung auf die Dichte (in Mio./ml), die Form und die Beweglichkeit der Samenzellen unter dem Mikroskop geachtet. Da der Befund individuell erheblich schwanken kann, wird bei einem von den Normwerten abweichenden Ergebnis häufig zunächst ein Kontrollspermiogramm angefertigt.

In vielen Fällen ist mit der Untersuchung des Samens die Untersuchung des Mannes bereits abgeschlossen. Nur wenn keine klare Diagnose gestellt werden kann und die Möglichkeit einer Behandlung weiter abgeklärt werden soll, oder auch wenn beide Partner einen Normalbefund aufweisen, sind weitere Untersuchungen erforderlich.

Zu den *Hormonbestimmungen im Blut* gehören in erster Linie die Basalwerte des Testosterons und der Gonadotropine FSH und LH aus der Hirnanhangsdrüse. Als empfindlicher Parameter für die Zeugungsfähigkeit des Mannes hat sich insbesondere der FSH-Spiegel erwiesen, der bei Vätern einen bestimmen Wert in der Regel nicht überschreitet. Die Bestimmung von Prolaktin oder anderer Hormone sowie weiterführende Funktionstests werden seltener durchgeführt.

Die mikroskopische Untersuchung einer *Gewebsprobe aus beiden Hoden* (Hodenbiopsie) dient dazu, einen Einblick in die Samenzellreifung zu gewinnen und dadurch auf einen möglichen Verschluß der ableitenden Samenwege rückzuschließen. Die Gewebsentnahme kann in örtlicher Betäubung erfolgen. Da nach der Operation die Gefahr einer Nachblutung besteht, ist dennoch ein etwa zweitägiger Krankenhausaufenthalt erforderlich. Anschließend kann es zu einer vorübergehenden Hemmung der Samenzellreifung kommen. Der Wert dieser Untersuchung ist umstritten.

Eine *Röntgenuntersuchung der ableitenden Samenwege* (Vasovesikulographie), bei der Kontrastmittel in die Samenleiter gespritzt wird, kann den Ort eines Verschlusses genau erfassen. Auch ihr Wert ist umstritten, falls sie nicht unmittelbar unter den Bedingungen für eine nachfolgende Operation (s. S. 79) durchgeführt wird.

Notwendige Atempause

Die hier vorgestellten Untersuchungen bei Frau und Mann werden im Einzelfall selbstverständlich nicht immer alle durchgeführt. Dennoch nimmt allein die Diagnostik oft mehrere Monate in Anspruch, Monate, in denen die Frau in der Regel täglich morgens vor dem Aufstehen ihre Temperatur messen muß und dadurch täglich erneut an ihre Kinderlosigkeit erinnert wird. Unabhängig von allen anderen Untersuchungen kann allein dies schon zu einer seelischen Belastung führen, die die Erfolgschancen einer nachfolgenden Behandlung nicht gerade erhöht. Ein mehrwöchiger Urlaub, auch nur ein Urlaub vom Arzt, kann zur Entspannung führen. Solche Erholungspausen sind auch während der Behandlung immer wieder notwendig und sinnvoll.

Das Thermometer verschwindet dabei am besten vom Nachttisch; stattdessen könnte dort beispielsweise eine Ausgabe der „Galgenlieder" von *Christian Morgenstern* liegen (s. S. 34, 51 und S. 55). Ein renommierter Verlag gibt sie als schmales Heft heraus, das etwa so viel kostet wie eine Schachtel Zigaretten und in jeder Tasche Platz findet. Es ist daher auch hervorragend dazu geeignet, sich während langer Wartezeiten beim Arzt einen Rest von Humor zu bewahren.

Die Schildkrökröte

„Ich bin nun tausend Jahre alt
und werde täglich älter;
der Gotenkönig Theobald
erzog mich im Behälter.

Seitdem ist mancherlei geschehn,
doch weiß ich nichts davon;
zur Zeit, da läßt für Geld mich sehn
ein Kaufmann zu Heilbronn.

Ich kenne nicht des Todes Bild
und nicht des Sterbens Nöte:
Ich bin die Schild – ich bin die Schild –
Ich bin die Schild – krö – kröte."

Christian Morgenstern

6.3 Psychotherapeutisches Gespräch

Es ist zumindest dann sinnvoll und hilfreich, wenn Hinweise dafür bestehen, daß psychische Faktoren zur Ursache der Kinderlosigkeit beitragen. Auch eingreifende medizinische Behandlungen können zu erheblichen seelischen Belastungen führen, insbesondere des Partners, der sich der Behandlung unterzieht. Die Möglichkeiten zum psychotherapeutischen Gespräch sind in der Praxis jedoch unzureichend, und es wird häufig nicht auf sie hingewiesen. Noch seltener sind die behandelnden Ärzte selbst in der Lage, die medizinische Behandlung psychotherapeutisch zu begleiten, anstatt eine entsprechende Beratung an einen anderen Arzt oder einen Psychologen zu delegieren.

Durch die Erfolge der Medizin in den letzten hundert Jahren auf naturwissenschaftlich-technischem Gebiet hat sich ein Bild der medizinischen Diagnostik und Therapie verfestigt, das körperliche Maßnahmen in den Vordergrund stellt und die Krankheit von dem ansonsten gesund erscheinenden Menschen abspaltet. Psychische und soziale Konflikte werden dabei leicht übersehen, solange dies eben möglich ist, zumal die meisten Ärzte während ihrer Ausbildung nicht gelernt haben, damit umzugehen.

Im Anschluß an eine Tagung, die sich unter anderem mit den Grenzen dieser naturwissenschaftlich- technisch orientierten Medizin auseinandersetzte, beschreibt ein Frauenarzt seine neu gewonnenen Erfahrungen mit folgenden Worten: „Ich habe begriffen, daß ich meine Kinderwunschpatienten sehr instrumentalisiert, mechanisiert habe... Sicher ist ein gewisses Maß an Mechanisierung notwendig, um zu einer realistischen somatischen Diagnose zu kommen. Wie weit ich aber mit der dann folgenden Therapiekontrolle die Frau auf meßbare Leistungen reduziere – durch Basaltemperaturmessung, Blutentnahmen, Ultraschall-Kontrolle der Follikelreifung, Zervikalfaktoren-Kontrolle –, wie bestrafend das wirkt, wenn etwas nicht meinen Vorstellungen entspricht, wie sehr die Frau dem eigentlichen 'Schöpfungsakt' entfremdet wird und in ein der Heiltechnik gehorsames Wesen verwandelt wird – das habe ich erfahren. Ich fühle mich von meinem Machtanspruch befreit."

Als ich spürte, daß der Weg des gewaltsamen Machenwollens nicht der richtige sein kann, um ein Kind zu empfangen, sprach ich zweimal mit einem Psychiater, dem ersten Arzt, zu dem ich Vertrauen fassen konnte. Er riet mir zu einer Psychoanalyse. Der mich behandelnde Frauenarzt hielt dies für überflüssig; er sah nur den desolaten Zustand meines Hormonhaushaltes, den er zu sanieren gedachte. Erst auf mein Drängen hin stimmte er dem Gespräch mit einer Psychologin zu, die in seiner Praxis mitarbeitete. Später begann ich nach langer Wartezeit eine psychoanalytische Behandlung. Kurz darauf kam völlig überraschend unsere Tochter zu uns. Seitdem hat sich meine Einstellung zu mir selbst und zu anderen Menschen, auch zu meinem Körper, ver-

ändert. Mein Kinderwunsch bleibt, aber ich gehe gelassener damit um, kann warten. Auch wenn ich nicht schwanger werden sollte, glaube ich, das annehmen zu können.

Sinnvolle Krankheit?

Alles, was ist, hat möglicherweise einen Sinn, auch wenn wir ihn oft nicht auf Anhieb erkennen können.

In *Platons* Dialog „Charmides" sagt *Sokrates* zu einem jungen Mann, der unter Kopfschmerz leidet, daß es seinem Kopf erst wieder gut gehe, wenn der ganze Leib behandelt würde, und daß der Leib, damit es ihm gut gehe, nicht ohne die Seele behandelt werden dürfe. Denn von der Seele gehe alles aus für den Körper und den ganzen Menschen, sowohl Gutes als Böses. Die Seele aber müsse durch gewisse Heilsprüche behandelt werden; dies seien die guten Reden, durch die Besonnenheit in den Seelen erwachse. „Da wäre ja, *Sokrates,* für den jungen Mann sein Kopfweh ein wahres Glück geworden, wenn er genötigt würde, seinem Kopf zuliebe nun auch in seinem Geistesleben besser zu werden!"

Körperliche Symptome und Erkrankungen können einen unbewußten Weg zur Selbstheilung von unlösbar erscheinenden seelischen und/oder sozialen Konflikten darstellen oder auch einen Versuch, sich vor der direkten Konfrontation mit diesen Konflikten zu schützen. Es kann dann zu fatalen Folgen führen, diese Grenzen, die die Seele dem Körper sinnvollerweise setzt, gewaltsam durchbrechen zu wollen. Überdurchschnittlich viele Frauen, die durch eine medizinische Behandlung ihrer Unfruchtbarkeit schwanger werden, entwickeln in der Schwangerschaft Komplikationen, die sich nur zum Teil auf die erhöhte Anzahl von Mehrlingsschwangerschaften infolge der Behandlung zurückführen lassen. Die Ergebnisse einer Untersuchung geben ein eindrucksvolles Bild: Die Rate der Fehlgeburten ist deutlich erhöht. Schweres Schwangerschaftserbrechen ist fünfmal häufiger als im

Durchschnitt, 20% leiden auch nach der Entbindung noch unter Übelkeit. Sie werden häufiger durch Kaiserschnitt entbunden, stillen seltener und kürzer. Entgegen ihrer eigenen Erwartung vor der Geburt beurteilen nur 9% den Einfluß des Kindes auf die Ehe als günstig, 17% als ungünstig. Die Scheidungsrate ist etwa um das Dreifache erhöht. Im Extrem sieht sich eine Frau nicht mehr in der Lage, ihr Kind auszutragen, und bittet um einen Schwangerschaftsabbruch. Ich weiß von einer Frau, die infolge einer Hormonbehandlung anstelle des gewünschten einen Kindes Drillinge erwartete und dadurch in so tiefe Ängste gestürzt wurde, daß sie alle drei Kinder abtreiben ließ.

Auf psychosomatische Theorien und die Ergebnisse von Untersuchungen an ungewollt kinderlosen Paaren möchte ich nicht näher eingehen. Sie können uns an dieser Stelle nur intellektuelle Einsichten vermitteln, die wenig zum Verständnis unserer eigenen Lebensprobleme beitragen.

Psychotherapeutische Gespräche können helfen, die Bedeutung des eigenen Kinderwunsches und der eigenen Kinderlosigkeit besser zu verstehen und sich Alternativen zum eigenen Kind zu öffnen. Wenn es gelingt, von dem Wunsch nach einem Kind um jeden Preis Abstand zu nehmen und zu sich selbst zu finden, kommt manchmal doch noch das gemeinsame Kind, „ganz von allein". Hat der Psychotherapeut jedoch zu wenig Wissen und Erfahrung auf diesem Gebiet, so kann es beispielsweise zu folgendem Fall kommen, in dem auch eine monatelange Psychotherapie wegen „Impotenz" nicht zur Aussprache darüber führte, daß die Partner noch nie miteinander geschlafen hatten. Stattdessen wurde wegen des drängenden Kinderwunsches des Paares und aufgrund eines von der Norm abweichenden Samenbefundes eine Hormonbehandlung des Mannes eingeleitet.

Die zwei Wurzeln

Zwei Tannenwurzeln groß und alt
unterhielten sich im Wald.

Was droben in den Wipfeln rauscht,
das wird hier unten ausgetauscht.

Ein altes Eichhorn sitzt dabei
und strickt wohl Strümpfe für die zwei.

Die eine sagt: knig. Die andre sagt: knag.
Das ist genug für einen Tag.

Christian Morgenstern

7. Therapie

Nun sind die Untersuchungen abgeschlossen und ihre Ergebnisse mit dem behandelnden Arzt besprochen. Dabei darf man sich nie scheuen, nach Einzelheiten der Diagnose, der möglichen Therapie und der Prognose zu fragen.

Im Einzelfall können sich folgende Möglichkeiten ergeben:

Bei beiden Partnern kann keine organische Ursache der Unfruchtbarkeit festgestellt werden. Manche Paare erfahren hierdurch eine so große seelische Erleichterung, daß gerade jetzt das eintritt, worum sie sich möglicherweise jahrelang vergebens bemüht haben: Die Frau wird schwanger. Immer wieder kommt es auch spontan zu einer Schwangerschaft, wenn der Mann sich nach langem Zögern endlich untersuchen läßt. Andere Paare hingegen fühlen sich alleingelassen mit der Versicherung, alles sei „normal", empfinden sie es doch alles andere als normal, daß sie kein Kind bekommen. Dies kann dann den entscheidenden Anstoß zu einem psychotherapeutischen Gespräch geben.

Bei einem der beiden Partner liegt eine Erkrankung vor, deren Behandlung aussichtslos ist. Hier ist die Hilfe bei der Verarbeitung dieser Enttäuschung und der Suche nach Alternativen besonders wichtig.

Bei einem oder beiden Partnern liegt eine Störung vor, deren Behandlung Aussicht auf Erfolg verspricht. Die Beratung und gegebenenfalls die Behandlung des Paares erfolgt idealerweise gemeinsam, um zu verhindern, daß sich einer der beiden allein verantwortlich fühlt. Ungewollte Kinderlosigkeit ist kein persönlicher Makel, sondern geht immer beide gemeinsam an. Durch eine gemeinsame Behandlung wird auch weniger Zeit verloren, ein wichtiger Gesichtspunkt, da die meisten Paare zu Beginn der Behandlung bereits älter sind. Wir gehörten damals beide zu den jüngeren: Mein Mann war 27 und ich 24 Jahre alt.

Naturheilverfahren

An dieser Stelle möchte ich kurz auf die häufig noch belächelten Naturheilverfahren eingehen. Auf diesem Gebiet gibt es nachweislich eine Reihe von Möglichkeiten, die Fruchtbarkeit zu erhöhen. Ich kenne beispielsweise einen Frauenarzt, der eine Sammlung von Photographien „seiner Moorbabies" hat, das heißt von Kindern, die nach einer Moorbadekur empfangen wurden.

Bei der Anwendung von Naturheilverfahren wird nicht einfach in gutem Glauben auf alte Mittel zurückgegriffen, die aus Zeiten stammen, in denen es noch nicht die modernen Behandlungsmöglichkeiten gab. So führen Moorbäder nachgewiesenermaßen über eine Erhöhung der Durchblutung zu einer starken Anregung des Stoffwechselgeschehens. Darüber hinaus lassen sich heutzutage in Moor und anderen Pflanzen hormonähnliche Wirkstoffe nachweisen, die im Zusammenhang mit anderen Inhaltsstoffen regulierend auf die Funktion der Eierstöcke wirken.

Für die Wirksamkeit von „Pflanzenhormonen" spricht auch die Tatsache, daß bestimmte Pflanzen bei vielen Völkern jahrhundertelang als empfängnisverhütende Mittel galten. Die Wirksamkeit des zu diesem Zweck von den Indianern Nevadas auch heute noch eingenommenen Lithospermum ruderale, einem Borretschgewächs, wurde von amerikanischen Wissenschaftlern inzwischen überprüft und bestätigt.

Der Nachweis bestimmter Inhaltsstoffe reicht zur Erklärung der Wirksamkeit naturheilkundlicher Arzneimittel häufig nicht aus, befriedigt jedoch unser Kausalitätsbedürfnis.

Naturheilverfahren wirken milder: Sie arbeiten nicht gegen den Körper, zwingen ihm keine Veränderungen von außen auf, sondern versuchen, ihn in seinen natürlichen Rhythmen und Regulationsfunktionen zu unterstützen. Dies setzt allerdings eine noch vorhandene Ansprechbarkeit der Selbstheilungskräfte des Organismus voraus. Ihr Einsatz erfordert in der Regel die innere Bereitschaft des Patienten, Mitverantwortung für die eigene Gesundung zu übernehmen, und auch mehr Geduld. Gerade die ist bei der Behandlung der Unfruchtbarkeit häufig nicht mehr vorhanden: Oft sind bereits viele Jahre verstrichen, ehe sich ein Paar zur Behandlung entschließt, und die Empfänglichkeit einer Frau sinkt nach dem 30. Lebensjahr.

Als mein Kinderwunsch noch nicht so drängte, ging ich selbst eine Zeitlang zu einem „alternativ" praktizierenden Arzt, mit dem Erfolg, daß meine Periode für einige Monate wieder einsetzte. Später glaubte ich, nicht länger warten zu können.

Als Nachteil empfinde ich es, daß wenige naturheilkundlich tätige Ärzte ausreichende gynäkologische oder andrologische Kenntnisse besitzen. Sie selbst meinen häufig, darauf verzichten zu können, ist doch ihr theoretischer und praktischer Ansatz teilweise ein völlig anderer als der der herkömmlichen Medizin, so beispielsweise in der Homöopathie oder der Neuraltherapie. Ich selbst halte die verschiedenen Vorstellungen über Ursache und Behandlung von Erkrankungen für interessant und berechtigt: Sie sehen den kranken Menschen jeweils unter einem bestimmten Blickwinkel. Allerdings möchte ich selbst ungern auf eine klare schulmedizinische Diagnose verzichten. Die sich daraus ergebende Behandlung ist davon erst einmal unabhängig und steht auf einem anderen Blatt.

Naturheilverfahren weisen zwar im Gegensatz zu beispielsweise einer Hormontherapie kaum unerwünschte Wirkungen auf, können jedoch ebenfalls zu einer seelischen Belastung führen. Diese ist ja nicht nur von der Art der Behandlung, sondern auch davon abhängig, welchen Stellenwert der Kinderwunsch im Leben der Betroffenen einnimmt. Sind seelische Faktoren an der Ursache der Kinderlosigkeit mitbeteiligt, wird eine nur am Körper orientierte naturheilkundliche Behandlung erfolglos bleiben.

Wünschenswert und denkbar ist eine kombinierte, sich ergänzende schulmedizinische und naturheilkundliche Behandlung; dies ist nicht immer, aber häufig möglich. Angesichts des steigenden Ansehens der Naturheilverfahren in der Bevölkerung und auch unter Ärzten wird die Bereitschaft dazu in den nächsten Jahren wohl zunehmen.

Grenzen der Behandlung

Vor Beginn der Behandlung, insbesondere vor eingreifenden Maßnahmen, sollten die Partner sich gemeinsam fragen, ob sie bereit sind, die damit verbundenen Belastungen auf sich zu nehmen, auch die körperlichen Risiken für den Partner, der sich der Behandlung unterzieht. Bei fast jeder Form der Hormontherapie der Frau ist beispielsweise nach Eintritt der gewünschten Schwangerschaft die Anzahl von Mehrlingsschwangerschaften und Fehlgeburten deutlich erhöht. Dies führt zu der Frage, ob die Partner sich selbst eine Grenze für die Dauer und die Art der Behandlung setzen oder ob ihr Kinderwunsch sie so stark beherrscht, daß eine kritische Distanz dazu nicht mehr möglich ist.

Ich selbst verlor diese notwendige, kritische Distanz mit zunehmender Behandlungsdauer. Bei all meinen Zweifeln an dem Weg des Machenwollens gerade im Zusammenhang mit der Empfängnis eines Kindes wollte ich doch nichts unversucht lassen, mir später nicht vorwerfen müssen, eine Chance vergeben zu haben. Die Dauer der Behandlung sah ich durch mein Alter bestimmt. Eine Grenze jedoch hatte ich mir gesetzt: Ich lehnte es ab, mich operieren zu lassen, ohne daß ich selbst die Notwendigkeit dazu sah. Aus diesem Grund brach ich die Behandlung bei einer Frauenärztin ab, die auf einer diagnostischen Bauchspiegelung bestand, um die Durchgängigkeit meiner Eileiter zu überprüfen. Der später aufgesuchte Arzt war mit einer Röntgenuntersuchung der Gebärmutter und der Eileiter zufrieden. Trotz der damit verbundenen Strahlenbelastung der Eierstöcke war mir die Unversehrtheit meiner Bauchdecken und die Möglichkeit der ambulanten Untersuchung wichtiger. Ein zweites Mal mußte ich mich gegen eine Operation wehren, als bereits bei der ersten Ultraschalluntersuchung eine Zyste (flüssigkeitsgefüllter Hohlraum) in meinem rechten Eierstock entdeckt wurde und entfernt werden sollte. Es gelang mir jedoch, die Entscheidung zur Operation immer wieder hinauszuschieben. Aus medizinischer Sicht wäre eine Operation gerechtfertigt gewesen, da eine Hormonbehandlung auch das Wachstum von Eierstockzysten anregen kann.

Mein Mann hatte mehr Distanz zu all den Behandlungsversuchen, denen ich mich im Laufe der Jahre unterzog. In seinen Augen überschritt ich die Grenze des mir selbst und auch einem noch werdenden Kind Zumutbaren. Er sah jedoch auch, wie sehr ich unter unserer Kinderlosigkeit litt und versuchte, mich zu verstehen und mir beizustehen, wenn ich verzweifelt und hoffnungslos war. So saß er in einer Zwickmühle.

7.1 Behandlungsmöglichkeiten der Frau

Vor Beginn jeder Behandlung sollten nach Möglichkeit alle schädigenden Einflüsse – Rauchen, entbehrliche Medikamente usw. – ausgeschaltet werden. (s. S. 27).

Behandlung von Funktionsstörungen der Eierstöcke

Funktionsstörungen der Eierstöcke lassen sich heute gezielt medikamentös beeinflussen, sofern sie auf einer übergeordneten Regulationsstörung der Hormone im Zwischenhirn oder in der Hirnanhangsdrüse beruhen (s. S. 19). Ziel ist es, einen Eisprung auszulösen oder die Funktion des Gelbkörpers zu unterstützen. Die Schwangerschaftsrate ist gegenüber früher erheblich angestiegen und hängt von der Art und Schwere der Störung ab. Liegt die Ursache in den Eierstöcken selbst, das heißt, gibt es keine Follikel, die hormonell stimuliert werden können, ist eine Schwangerschaft ausgeschlossen. Eine Hormontherapie dient hier dazu, die durch die fehlende körpereigene Hormonproduktion bedingten Begleiterscheinungen zu verhindern.

Zyklusstörungen infolge eines erhöhten Prolaktinspiegels im Blut oder im Zusammenhang mit einer milchigen Sekretion beider Brustdrüsen können mit *Bromocriptin* (Pravidel®) oder *Lisurid* (Dopergin®) normalisiert werden. Sie werden täglich während des ganzen Zyklus als Tablette eingenommen, wobei die Dosis bis zum Eintritt der erwünschten Wirkung langsam gesteigert wird. Besonders zu Beginn der Behandlung kann es vorübergehend zu Schwindel, Müdigkeit, Übelkeit und Erbrechen kommen. Dopergin ist meist besser verträglich.

Clomiphen (Dyneric®) erhöht über seine Wirkung auf das Zwischenhirn und die Hirnanhangsdrüse die Ausschüttung von GnRH und der Gonadotropine FSH und LH und kann dadurch die Eireifung anregen und einen Eisprung auslösen. Es wird ab dem 3.-5. Zyklustag etwa 5 Tage lang eingenommen. Manchmal werden vor dem Eisprung zusätzlich Östrogene gegeben oder zur Auslösung des Eisprungs das Hormon HCG (s. S. 20) in den Gesäßmuskel gespritzt; es unterstützt auch die Funktion des Gelbkörpers.

Eine Behandlung mit Clomiphen wird nur über einen begrenzten Zeitraum durchgeführt. Sie kann zu Hitzewallungen und Schweißausbrüchen, seltener auch zu einer Vergrößerung der Eierstöcke, Übelkeit und Brechreiz führen. Beim Auftreten von Sehstörungen muß die Behandlung abgebrochen werden. Schwangerschaften enden in etwa 15% bis 20% mit einer Fehlgeburt; in etwa 6% bis 10% kommt es zu Mehrlingsschwangerschaften.

Jüngste Forschungsergebnisse weisen darauf hin, daß Clomiphen das Risiko des Eisprungs von Eizellen mit Chromosomenanomalien erhöht und dies zu der erhöhten Anzahl von Fehlgeburten beitragen kann.

Cyclofenil (Fertodur®) wirkt ähnlich, jedoch milder als Clomiphen. Nicht nur die unerwünschten Wirkungen, auch die Erfolgschancen sind unter der Behandlung meist geringer. Es wird ab dem 3. Zyklustag über die Dauer von 5 bis 10 Tagen eingenommen.

Epimestrol (Stimovul®) ist ein künstliches Östrogen und kann bei leichten Regulationsstörungen einen Eisprung auslösen. Es wirkt vorwiegend über eine Anregung der Sekretion von LH aus der Hirnanhangsdrüse. Beginnend mit dem 5. Zyklustag wird es ebenfalls 5 bis 10 Tage lang eingenommen.

Der Zyklomat® ist eine neuentwickelte *Hormonpumpe,* über die das zur Eireifung notwendige Hormon GnRH aus dem Zwischenhirn zugeführt wird. Dieses etwa zigarettenschachtelgroße Gerät wird unsichtbar unter der Kleidung an einem schmalen Gürtel getragen und pumpt alle 90 Minuten eine kleine Menge GnRH über einen dünnen Plastikschlauch direkt in eine Armvene oder unter die Bauchhaut, wobei die Zufuhr des Hormons in die Vene nach den bisher vorliegenden Ergebnissen erfolgreicher zu sein scheint. Die Behandlung beginnt um den 5. Zyklustag und dauert etwa zwei bis drei Wochen. Frauenärztliche Untersuchungen, Hormonbestimmungen und Ultraschalluntersuchungen werden in der Regel nur durchgeführt, wenn die Batterien und die Hormonlösung nach etwa 10 Tagen ersetzt werden müssen. Nach dem Eisprung, erkennbar am Anstieg der Basaltemperatur, wird die Pumpe entfernt und der Gelbkörper durch Spritzen mit dem Hormon HCG unterstützt. Die Pumpe kann aber auch liegenbleiben und die Behandlung ohne Unterbrechung über mehrere Zyklen weitergeführt werden.

Da durch die Pumpe die natürliche Sekretion des GnRH aus dem Zwischenhirn imitiert wird, treten während der Behandlung nur sehr selten unerwünschte Wirkungen auf. Neben technischen Pumpendefekten kann es zu einer Entzündung der Vene (Thrombophlebitis) kommen, in der der Plastikschlauch liegt, vereinzelt auch durch eine Überstimulation zur Vergrößerung der Eierstöcke mit Zystenbildung. Nach erfolgreicher Befruchtung ist der Anteil von Mehrlingsschwangerschaften erhöht. Etwa 24% aller Schwangerschaften enden mit einer Fehlgeburt.

Ich hatte Pech mit der Hormonpumpe. Nach Einführen des Schlauches in die Vene blutete es aus der Einstichstelle stark nach; der Verband mußte geöffnet und neu befestigt werden. Dies war wohl eine der Ursachen dafür, daß sich die Vene in meinem rechten Oberarm entzündete. Obwohl ich es besser hätte wissen sollen, ignorierte ich zunächst den auftretenden Schmerz, bis ich schließlich Schüttelfrost bekam und fünf Tage lang hoch fiebernd mit der Venenentzündung im Bett liegen mußte. Der Plastikschlauch war selbstverständlich aus der entzündeten Vene entfernt worden. Der Gynäkologe hatte mir gleichzeitig einen neuen Schlauch in eine Vene des linken Armes gelegt. Dies führte zwar nur zu einer lokalen Entzündung ohne Fieber, aber auch nicht zum erwünschten Eisprung.

Ich trug die Pumpe zwanzig Tage lang, doch entgegen der Versicherung der Herstellerfirma – „Die meisten Patientinnen haben schon nach kurzer Zeit völlig vergessen, daß sie ein kleines Gerät am Körper tragen" – konnte ich mich nicht an diesen Fremdkörper gewöhnen. Ein erneuter Versuch mit der Hormonpumpe war für mich indiskutabel. Als Erinnerung an mein Leben mit der Pumpe bleibt mir ein harter Strang am rechten Oberarm: der Restzustand der entzündeten Vene.

sterilität 1985

die pumpe impulsiert
das gnrh stimuliert
das ovar ovuliert
die schleimhaut menstruiert
der körper kopuliert

auch wenn er konzipiert –
wer wird hier therapiert?

Bei der Behandlung mit menschlichen *Gonadotropinen* werden die Hormone FSH und LH, die normalerweise in der Hirnanhangsdrüse gebildet werden, in den Gesäßmuskel gespritzt. Da sie im Körper schnell abgebaut werden, müssen die Spritzen täglich über einen Zeitraum von etwa

10 Tagen ab dem 2. bis 4. Zyklustag gegeben werden. Die Dosis wird fortlaufend gesteigert und individuell angepaßt, da jede Frau anders auf die Behandlung reagiert und eine Überdosierung zu gefährlichen Komplikationen führen kann. Dazu werden zwei- bis dreimal wöchentlich die ausgeschiedenen Östrogene im 24-Stunden-Sammelurin bestimmt, eine Ultraschalluntersuchung und eine frauenärztliche Untersuchung durchgeführt. Die Bestimmung der Östrogenwerte im Blut ist für die Frau zwar wesentlich angenehmer, dauert in der Praxis jedoch oft zu lang, da die verabreichte Hormondosis dem am selben Tag gemessenen Östrogenwert angepaßt werden muß. Ist ein Ei im Eierstock herangereift, wird der Eisprung mit dem Hormon HCG ausgelöst. Im allgemeinen werden 2 bis 3 Spritzen im Abstand von 2 bis 3 Tagen in den Gesäßmuskel gegeben, die auch die Funktion des Gelbkörpers unterstützen.

Die Behandlung mit Gonadotropinen bedeutet eine große zeitliche und seelische Belastung und birgt in sich eine Reihe von Risiken. Überstimulationen der Eierstöcke führen zu einem starken Wachstum mehrerer Follikel, die durch ihre Größe zu Unterleibsschmerzen, Blähungen, Übelkeit, Erbrechen und Durchfall führen können und sehr selten einen Krankenhausaufenthalt erforderlich machen. In der Regel bilden sich diese Zysten innerhalb weniger Wochen von selbst zurück. Bei erfolgreicher Befruchtung kommt es in rund 20% zu Mehrlingsschwangerschaften; davon sind etwa 90% Zwillingsschwangerschaften. Die Rate der Fehlgeburten ist mit 15% bis 25% deutlich erhöht. Eine Behandlungsdauer von 6 Zyklen wird meist nicht überschritten.

Da die Erfolgschancen geringer sind bei „gesünderen" Frauen, die nur eine leichtere hormonelle Regulationsstörung aufweisen, wurde ein neues Therapiekonzept entwickelt, bei dem die körpereigene Sekretion der Gonadotropine vorübergehend biochemisch ausgeschaltet wird. Eine Frau wird also durch die medizinische Behandlung erst einmal „kränker" gemacht, um dann von außen gezielter manipuliert werden zu können.

Auch bei diesem Behandlungsversuch verweigerte mein Körper seine Mitarbeit, wofür ich ihm heute dankbar bin. Trotz geringer Hormonmengen waren im Ultraschall bald unzählige Zysten mit Durchmessern bis zu mehreren Zentimetern sichtbar. Die Östrogenwerte im Urin schnellten in die Höhe. Auf meinem Untersuchungsbogen las ich den Vermerk: „Cave!" (Vorsicht!) – auch dieser Versuch mußte abgebrochen werden. Während einer mehrwöchigen Erholungspause bildeten sich die Zysten langsam zurück.

Behandlung von Erkrankungen der Eileiter

Eine gestörte Funktion der Eileiter ist meist die Folge einer Infektion, insbesondere nach einer Geburt oder Fehlgeburt bzw. einem Schwangerschaftsabbruch. Trägerinnen von Intrauterinpessaren sind ebenfalls um ein Mehrfaches gefährdet, unter ihnen vorwiegend junge Frauen, die noch nie entbunden haben. Nicht nur vollständige Verschlüsse der Eileiter, sondern auch Verwachsungen mit dem umgebenden Gewebe und Veränderungen der Eileiterschleimhaut können den Transport des Eies in die Gebärmutter verhindern. Der Operationserfolg ist abhängig von Lage und Ausmaß dieser Störungen; die Rate der nach einer Operation früher häufig aufgetretenen Fehlgeburten und Eileiterschwangerschaften konnte durch gewebeschonende, mikrochirurgische Operationstechniken gesenkt werden.

Auch gutartige Wucherungen der Gebärmutterschleimhaut in den Eileitern (Endometriose) können zur Unfruchtbarkeit führen. Sie werden je nach Ausmaß und Lage entweder medikamentös mit Sexualhormonen oder operativ behandelt.

Behandlung von Erkrankungen der Gebärmutter

Sie führen nur selten zur Unfruchtbarkeit. Bei Fehlbildungen der Gebärmutter kommt es weniger zur Sterilität als zur Infertilität, das heißt zu Fehlgeburten. Zum Teil können sie operiert werden; die Aussicht auf eine Schwangerschaft nach einer Operation ist gut.

Auch gutartige Tumoren der Gebärmuttermuskulatur (Myome) können in Abhängigkeit von ihrer Lage, Anzahl und Größe zur Unfruchtbarkeit führen und operativ entfernt werden.

Verwachsungen innerhalb der Gebärmutterhöhle bis zu einem völligen Verschluß sind häufig die Folge wiederholter Ausschabungen oder einer Entzündung nach einer Fehlgeburt bzw. einem Schwangerschaftsabbruch. Ihre Behandlung ist schwierig, kann jedoch bei Verwachsungen geringeren Ausmaßes erfolgreich sein.

Behandlung von Erkrankungen des Gebärmutterhalses und der Scheide

Sie sind ebenfalls seltenere Ursachen einer Unfruchtbarkeit. Entzündungen werden antibiotisch behandelt, Verletzungsfolgen und Fehlbildungen operiert. Eine verminderte Schleimbildung des Gebärmutterhalses ist vorwiegend die Folge von Entzündungen oder chirurgischen Eingriffen und wird mit Östrogenen behandelt; es wird auch eine künstliche Besamung direkt in die Gebärmutter versucht.

Bei Unverträglichkeit des Samens mit dem Schleim des Gebärmutterhalses aufgrund immunologischer Reaktionen gibt es verschiedene Behandlungsmöglichkeiten, deren Erfolge jedoch gering sind.

Künstliche Besamung

Die *künstliche Übertragung des Samens des Partners, homologe Insemination,* erfolgt hauptsächlich bei einer eingeschränkten Zeugungsfähigkeit des Mannes. Umstritten ist ihr Einsatz bei seelisch bedingten sexuellen Störungen. Da der zuerst ausgestoßene Teil des Samens die meisten Samenzellen enthält, wird er häufig separat in einem Gefäß aufgefangen und für die anschließende Befruchtung verwendet. Er wird dabei mit einer Spezialkanüle in den Gebärmutterhals, seltener in die Gebärmutterhöhle eingebracht und/oder mit einer Kappe vor den Muttermund gelegt. Die Samenzellen gelangen dabei nicht wie beim sexuellen Verkehr in die saure und Samenzellen abtötende Scheidenflüssigkeit, sondern unmittelbar in den basischen und spermienfreundlichen Schleim des Gebärmutterhalses. Dies soll eine Befruchtung erleichtern, wenn der Samen nur relativ wenig befruchtungsfähige Samenzellen enthält. Verständlicherweise stellt diese Behandlung, die meist Monate in Anspruch nimmt, eine erhebliche Belastung für beide Partner dar. Sie wird nur kurz vor dem Eisprung und bei nachgewiesener Durchgängigkeit der Eileiter durchgeführt. Der Erfolg ist abhängig von der Art der zugrundeliegenden Störung.

Die *künstliche Übertragung des Samens eines fremden Mannes, heterologe Insemination,* bei Zeugungsunfähigkeit des Mannes birgt in sich eine Reihe praktischer, juristischer, ethischer und psychologischer Probleme. Sie wird nur selten durchgeführt. Die Verwendung eines Mischspermas mehrerer Spender („Samencocktail") ist in der Bundesrepublik Deutschland unzulässig.

Ein Problem bei der künstlichen Besamung entsteht dadurch, daß der Arzt als dritte Person an dem Vorgang der Befruchtung mitbeteiligt ist, wenn auch in wesentlich geringerem Ausmaß als bei der extrakorporalen Befruchtung. Bei der heterologen Insemination kommt der Samenspender als vierte Person mit hinzu. Dies kann die Partnerschaft seelisch erheblich belasten.

7.2 Extrakorporale Befruchtung

Als „Behandlungsmöglichkeit der Frau" gehört sie eigentlich zu Kapitel 7.1. Dennoch möchte ich der extrakorporalen Befruchtung ein eigenes Kapitel widmen und sie ausführlicher darstellen, nicht nur wegen ihrer Bedeutung in der Öffentlichkeit, sondern auch, weil sich mit ihr die Problematik der Reproduktionsmedizin am deutlichsten offenbart.

Unter extrakorporaler Befruchtung oder In-Vitro-Fertilisation (IVF) versteht man die Vereinigung einer Eizelle mit einer Samenzelle außerhalb des menschlichen Körpers. Die anschließende Einführung des Embryos in die Gebärmutterhöhle wird als Embryotransfer bezeichnet.

Im strengen entwicklungsgeschichtlichen Sinn bezeichnet „Embryo" nur die menschliche Gestalt vom Zeitpunkt der Einnistung in die Gebärmutter – etwa vom 7. bis 10. Tag nach dem Eisprung – bis Ende des dritten Lebensmonats. In der Reproduktionsmedizin hat sich jedoch international die Bezeichnung „Embryo" auch schon für die ersten, der Befruchtung unmittelbar folgenden Entwicklungsstadien durchgesetzt.

Seit der Geburt von *Louise Brown* 1978 in Großbritannien wird diese Behandlung weltweit in zunehmendem Maße praktiziert. Nach einem Erfolg in Bombay kam es 1982 auch zur Geburt des ersten bundesdeutschen „Retortenbabies". Inzwischen leben bei uns mehrere hundert Kinder, die außerhalb des Mutterleibes gezeugt wurden. Ihre Zahl nimmt ständig zu, da sich in der Bundesrepublik Deutschland mehr als 30 Kliniken und einige Arztpraxen damit beschäftigen.

Voraussetzungen

Die extrakorporale Befruchtung wird nur durchgeführt, wenn andere Behandlungsmethoden versagt haben oder aussichtslos erscheinen. Ihr Hauptanwendungsgebiet sind chirurgisch nicht behandelbare Störungen der Eileiterfunktion. Eingesetzt wird sie auch bei einigen Fortpflanzungsstörungen des Mannes und bei sogenannter „unerklärbarer" Unfruchtbarkeit, wenn alle diagnostischen und therapeutischen Möglichkeiten erschöpft sind. Inzwischen gibt es allerdings schon eine Reihe „IVF-Pausenkinder"; das sind Kinder, die nach einem fehlgeschlagenen Versuch der extrakorporalen Befruchtung auf natürlichem Weg gezeugt wurden. Schwere organische oder psychische Erkrankungen schließen die Behandlung aus.

Die extrakorporale Befruchtung ist die bisher aufwendigste Behandlung der Unfruchtbarkeit, die sich oft über Monate hinzieht und zu einer stärkeren körperlichen, seelischen und zeitlichen Belastung führt als alle anderen

Therapien. Häufiger erfolgt daher auch ein der Behandlung vorangehendes psychotherapeutisches Beratungsgespräch. In der Bundesrepublik Deutschland wird sie nur bei Ehepaaren durchgeführt. Die *Leihmutter*schaft von Frauen, die ein nicht von ihnen abstammendes Kind für eine andere Frau austragen, wird ausnahmslos abgelehnt.

Technische Durchführung

Um das Heranreifen möglichst mehrerer Follikel anzuregen, werden zunächst die Eierstöcke der Frau mit Tabletten (z. B. Dyneric, s. S. 62) **und** Hormonspritzen (Gonadotropine, s. S. 64) stark stimuliert. Während der Eireifung sind regelmäßige Hormonbestimmungen im Blut – gegebenenfalls in mehrstündigen Abständen – und im 24-Stunden-Sammelurin sowie Ultraschalluntersuchungen notwendig. Wenn mindestens zwei Follikel herangereift sind, wird mit einer weiteren Hormonspritze, mit HCG, der Eisprung ausgelöst und nach etwa 36 Stunden während eines stationären Krankenhausaufenthaltes eine Bauchspiegelung (s. S. 46) durchgeführt. Dabei werden die Eizellen abgesaugt und in eine spezielle Nährlösung gebracht. Sie können auch mit einer Punktionskanüle unter Sichtkontrolle mit dem Ultraschallgerät durch die Scheide abgesaugt werden; dazu ist keine Narkose erforderlich. Es kann dabei zu Blutungen kommen, die jedoch nur sehr selten eine nachfolgende Operation erfordern. Nach der Punktion muß der Mann frischen Samen produzieren, der aufbereitet und mit den Eizellen im Brutschrank bebrütet wird. Kommt es zu Befruchtungen und regelrechten Zellteilungen, werden die Embryonen etwa 2 bis 3 Tage nach der Follikelpunktion in die Gebärmutter eingebracht (transferiert). In den darauffolgenden Wochen sind regelmäßige Hormonbestimmungen im Blut der Frau notwendig, um festzustellen, ob eine Schwangerschaft eingetreten ist und ob sie normal verläuft. Die Funktion des Gelbkörpers wird währenddessen durch weitere Injektionen (Spritzen) von HCG unterstützt.

Da sich nur ein Teil der Eizellen wunschgemäß befruchten läßt und entwickelt, werden mehrere Eizellen – üblicherweise bis zu sechs – aus den Eierstöcken der Frau abpunktiert. Nach Möglichkeit sollte jeder normal erscheinende Embryo in die Gebärmutter der Frau transferiert werden. Anomal entwickelte Embryonen können von dem behandelnden Arzt vernichtet werden.

Unter bestimmten Bedingungen dürfen die Embryonen kältekonserviert werden – „zum Wohle des Kindes", wie es in den entsprechenden Richtlinien heißt. Da diese Gefrierschranklagerung menschlichen Lebens stark kritisiert wird, werden inzwischen auch Eizellen eingefroren und erst nach dem Auftauen befruchtet. Damit die Zellflüssigkeit beim Einfrieren nicht zu Eiskristallen erstarrt und dadurch empfindliche Strukturen im Inneren der Zelle zerstört, wird ihr das Frostschutzmittel Dimethylsulfoxid (DMSO) zugesetzt. Eizellen reagieren auf den Gefriervorgang außerordentlich empfindlich und sind erheblich störanfälliger als Embryonen. Die Folgen dieser Manipulation für das Erbmaterial und den sich möglicherweise später entwickelnden Menschen sind noch ungeklärt und daher umstritten. Dennoch: Das zweite auf diese Weise aus einer tiefgefrorenen Eizelle erzeugte Kind wurde Anfang 1987 in Erlangen geboren.

Seit 1984 wird eine weitere, der extrakorporalen Befruchtung ähnliche Methode praktiziert: GIFT (gametes intrafallopian transfer). Dabei werden die Ei- und Samenzellen auf die gleiche Weise gewonnen wie bei der extrakorporalen Befruchtung, anschließend jedoch zusammen in einen Eileiter transferiert, wo dann, wie normalerweise, die Befruchtung stattfindet. Bei Störungen der Eileiterfunktion scheidet dieses Verfahren selbstverständlich aus.

Risiken

Die extrakorporale Befruchtung birgt in sich eine Reihe bekannter und möglicherweise zum heutigen Zeitpunkt noch unbekannter Risiken. Allein die hormonelle Stimulation der Eierstöcke und die Bauchspiegelung zur Vorbereitung der Befruchtung und des Transfers sind nicht komplikationslos. Der Transfer selbst kann zu Blutungen und nachfolgenden Infektionen führen. Mit zunehmender Anzahl transferierter Embryonen erhöht sich nicht nur die Chance für ein Kind, sondern auch für mehrere Kinder: Bei den bisher erzielten Schwangerschaften ist daher die Anzahl von Mehrlingsschwangerschaften deutlich erhöht. Ein erheblicher Anteil endet mit einer Fehlgeburt; bei einem der erfolgreichsten bundesdeutschen Ärzteteams waren es bis Ende 1986 durchschnittlich fast 30% mit abnehmender Tendenz.

Bezogen auf die Anzahl der Bauchspiegelungen liegt die Erfolgsquote der extrakorporalen Befruchtung je nach Erfahrung der behandelnden Ärzte bei 5% bis 15% Lebendgeburten. Nur etwa jede fünfte Frau unterzieht sich einem zweiten Versuch, jede zehnte mehreren Versuchen.

Die sich oft über Monate hinziehenden, ständig wiederholenden Hormonbestimmungen, Eierstockstimulationen, Ultraschalluntersuchungen und Bauchspiegelungen führen zu einer großen Belastung der Frau und der Partnerschaft. Die bisherigen Erfahrungen zeigen, daß die seelische Belastung größer ist als die körperliche. Fast jede zweite Frau reagiert mit psychischen Beschwerden, vor allem mit Depressionen, auf einen erfolglosen Behandlungsversuch; angesichts der niedrigen Geburtenrate sind dies sehr viele.

Forschung an frühen menschlichen Embryonen

Die extrakorporale Befruchtung wirft auch eine Reihe ethischer und rechtlicher Probleme auf, die, wenn vielleicht auch nicht unlösbar, bisher doch ungelöst sind. Um den Mißbrauch nicht transferierter, sondern im Gefrierschrank konservierter, „überschüssiger" Embryonen zu ethisch nicht vertretbaren Forschungen einzudämmen, gibt es bereits entsprechende Richtlinien. Unter bestimmten Bedingungen dürfen Forschungen bis zu einem Entwicklungsstand durchgeführt werden, der dem eines Embryos nach Abschluß der Einnistung in die Gebärmutter entspricht. Diesen Zeitpunkt etwa 14 Tage nach der Befruchtung bezeichnet das bundesdeutsche Strafgesetz auch als Schwangerschaftsbeginn.

Die Ungeklärtheit der mit der extrakorporalen Befruchtung verbundenen Probleme spiegelt sich wider in den unklaren Formulierungen der damit befaßten Kommissionen. In den „Richtlinien zur Durchführung von In-Vitro-Fertilisation (IVF) und Embryotransfer (ET) als Behandlungsmethode der menschlichen Sterilität" für die behandelnden Ärzte heißt es: „Für die Sterilitätsbehandlung mit IVF und ET **dürfen grundsätzlich** nur so viele Embryonen erzeugt werden, wie für die Behandlung sinnvoll und ausreichend sind und auf die Eispenderin einzeitig übertragen werden." Die „Richtlinien zur Forschung an frühen menschlichen Embryonen" für die Wissenschaftler sind hier großzügiger: **„Nach Möglichkeit sollen** deswegen für die Sterilitätstherapie mittels IVF und ET nur so viele Embryonen erzeugt werden, wie für die Behandlung... (s. o.)." Bemerkenswert erscheint mir, daß von den 25 bzw. 26

Kommissionsmitgliedern 24 beiden Kommissionen angehören. Weiterhin wird in diesen Richtlinien ein „grundsätzliches Verbot" „gegen die Erzeugung menschlicher Embryonen ausschließlich zu Forschungszwecken" ausgesprochen – und wenige Zeilen später bereits wieder relativiert. Die Grauzone scheint beliebig erweiterbar, je nachdem, welche Interessen im Vordergrund stehen: ärztliche oder medizinisch-wissenschaftliche. Letztere verführen dazu, den Menschen nur noch als Objekt der Forschung zu betrachten.

Unwertes Leben?

Als bisher eingreifendste Behandlungsmethode der Unfruchtbarkeit hat die extrakorporale Befruchtung mit dem Schwangerschaftsabbruch gemeinsam, daß bei beiden der Mensch darüber entscheidet, ob neues Leben in diese Welt hineingeboren wird oder nicht. Mit der Möglichkeit der Zeugung menschlichen Lebens außerhalb des Mutterleibes als eine der technischen Errungenschaften unserer Medizin haben wir uns in eine paradoxe Situation hineinmanövriert: Auf der einen Seite sehnen sich ein Mann und eine Frau verzweifelt nach einem gemeinsamen Kind; ihnen muß in ihrer Not geholfen werden. Auf der anderen Seite lockt das Angebot einer Behandlungsmethode, die für die Verwirklichung dieses erwünschten, auf normalem Weg nicht erzeugbaren Lebens den Untergang eines anderen Lebens in Kauf nimmt.

Wie beim Schwangerschaftsabbruch bleibt auch die Frage offen, wann die Schutzwürdigkeit menschlichen Lebens beginnt. Unmittelbar nach der Befruchtung von Ei- und Samenzelle im Sinne der katholischen Kirche oder erst nach 12 Lebenswochen, wie es der Rechtssprechung vieler Staaten entspricht und als „Fristenlösung" auch bei uns propagiert wird?

Nach welchen Kriterien können wir dies überhaupt beurteilen?

7.3 Behandlungsmöglichkeiten des Mannes

Auch bei der Behandlung des Mannes steht an allererster Stelle die Ausschaltung schädigender Einflüsse wie beispielweise des Rauchens und von Medikamenten, soweit dies möglich ist (s. S. 27).

Medikamentöse Behandlung

Fortpflanzungsstörungen des Mannes sind häufig nicht medikamentös zu behandeln. Darüber hinaus ist die medikamentöse Therapie weniger gezielt und daher auch weniger erfolgreich als bei der Frau. Durch eine Erhöhung der Dichte, der Beweglichkeit und der Anzahl normalgeformter Samenzellen sollen die Chancen für eine Befruchtung erhöht werden, wobei der Eintritt einer Schwangerschaft nicht unbedingt von einer verbesserten Samenqualität abhängt. Die Normwerte zur Beurteilung des Samens beruhen auf internationalen Erfahrungswerten und wurden in den vergangenen Jahren mehrmals gesenkt. Ein Mann muß nicht unbedingt diesen Normwerten entsprechen, um „normal" zu sein, was in diesem Fall heißt, Vater zu werden. Sicherere Kriterien für die Beurteilung der Zeugungsfähigkeit aufgrund des Samenbefundes haben erst in jüngster Zeit die Forschungen im Rahmen der extrakorporalen Befruchtung ergeben. Die prognostische Beurteilung wird außerdem dadurch erschwert, daß bei eingeschränkter Zeugungsfähigkeit des Mannes häufig gleichzeitig eine Störung bei der Frau vorliegt, die in der Regel leichter gezielt behandelt werden kann.

Obwohl die Reifung der Samenzellen wie die der Eizellen hormonabhängig ist, werden Fortpflanzungsstörungen des Mannes nur selten durch einen Hormonmangel verursacht. Eine Hormonbehandlung dient oft weniger als Ersatz bei verminderter oder ausgefallener körpereigenen Hormonproduktion als der angestrebten Verbesserung der Samenqualität. Da die Reifung der Samenzellen während eines Zeitraums von rund 80 Tagen abläuft, wird jede Behandlung grundsätzlich 3 Monate lang durchgeführt, bevor anhand einer erneuten Samenuntersuchung der Erfolg beurteilt werden kann. Zur Therapiekontrolle wird gegebenenfalls nach 6 Wochen erneut der Testosteronspiegel bestimmt.

Tamoxifen (z. B. Tamofen®, Nolvadex®) kann die Dichte der Samenzellen erhöhen. Es wirkt ähnlich wie das bei der Frau eingesetzte Clomiphen und führt über eine vermehrte Freisetzung des Hormons GnRH aus dem Zwischenhirn zu einer gesteigerten Sekretion der Gonadotropine FSH und LH aus der Hirnanhangsdrüse (s. S. 20). Tamoxifen wird täglich als Tablette eingenommen.

Mesterolon (Proviron®) ist ein männliches Geschlechtshormon und soll über eine direkte Anregung der Samenzellreifung zur Erhöhung der Dichte und der Anzahl normal geformter Samenzellen führen. Es wird ebenfalls täglich eingenommen.

Bei Störungen der Samenzellreifung aufgrund einer verminderten körpereigenen Hormonproduktion infolge eines Hodenschadens wird *Testosteron* als Testosteronundecanoat (Andriol®) täglich eingenommen.

Bei Ausfall der hodeneigenen Bildung wird Testosteron-Depot alle 2 bis 4 Wochen in den Gesäßmuskel gespritzt, um die Begleiterscheinungen des Hormonmangels zu verhindern. Die Zeugungsunfähigkeit bleibt dadurch unbeeinflußt.

Bei der Behandlung mit menschlichen *Gonadotropinen* werden die Hormone FSH und LH, die normalerweise in der Hirnanhangsdrüse gebildet werden, zusammen mit dem Hormon HCG dreimal wöchentlich in den Gesäßmuskel gespritzt (s. S. 65). Der Erfolg ist abhängig vom Ausmaß der zugrundeliegenden Störung.

Die *Hormonpumpe* Zyklomat® (s. S. 63), mit der das zur Samenzellreifung notwendige Hormon *GnRH* aus dem Zwischenhirn zugeführt wird, hat sich bei der Behandlung des Mannes bisher nicht recht durchgesetzt. Ein Nachteil liegt darin, daß ein Mann diese Pumpe mindestens 3 Monate lang ununterbrochen tragen muß.

Das GnRH wird dabei etwa alle 2 Stunden in der Regel nicht direkt ins Blut, sondern unter die Bauchhaut gepumpt. Die Nadel sollte mindestens alle 2 Tage neu gelegt werden. Zur Behandlungskontrolle wird alle 2 bis 4 Wochen der Testosteronspiegel bestimmt. Es werden inzwischen Versuche unternommen, die durch die Pumpenbehandlung normalisierte Samenzellreifung und damit die Zeugungsfähigkeit anschließend durch ein GnRH-Nasenspray aufrechtzuerhalten.

Die Behandlung führt nur sehr selten zu unerwünschten Wirkungen. Es liegen noch keine ausreichenden Vergleichsuntersuchungen vor, um zu entscheiden, ob sie der Spritzenbehandlung mit Gonadotropinen überlegen ist.

Erhöhte Prolaktinspiegel des Mannes können wie bei der Frau mit *Bromocriptin* (Pravidel®) gesenkt werden (s. S. 61). (Lisurid ist für die Behandlung männlicher Fortpflanzungsstörungen nicht im Handel.)

Kallikrein (Padutin®) erhöht die Beweglichkeit und in geringerem Ausmaß auch die Dichte der Samenzellen. Es wird entweder als Tablette eingenommen oder dreimal wöchentlich ins Gesäß gespritzt. Padutin kann zu Hautrötungen, Schwindelgefühl und Herzklopfen, seltener auch zu allergischen Reaktionen führen.

Akute oder chronische Entzündungen im Bereich der männlichen Geschlechtsorgane, die auch ohne Symptome ablaufen können, werden mit *Antibiotika* behandelt.

Operation

Bei einigen zur Unfruchtbarkeit führenden Erkrankungen des Mannes ist nur durch eine Operation eine Verbesserung der Zeugungsfähigkeit zu erreichen. Vorher müssen bei der Partnerin ein normaler Monatszyklus und die Durchgängigkeit der Eileiter nachgewiesen sein.

Nicht jede *Varikozele* (Krampfaderbruch, s. S. 25 u. 32) führt zu einer Beeinträchtigung der Samenzellreifung. Ohne Operation ist allerdings mit einer Verschlechterung des Samenbefundes zu rechnen, da der Hoden durch die vermehrte Blutfüllung überwärmt wird, was der Samenzellreifung schlecht bekommt. Liegt zum Zeitpunkt der Untersuchung bereits mit der Varikozele ein von der Norm abweichender Samenbefund vor, so ist eine Verbesserung dieses Befundes und damit der Zeugungsfähigkeit nur durch eine Operation zu erwarten.

Bei der Operation wird von einem Schnitt in der Leiste ausgehend die aus dem Hoden führende Vene unterbunden. In einem hohen Prozentsatz kommt es in den darauf folgenden Monaten zu einer Verbesserung des Samenbefundes.

Ein *Verschluß der ableitenden Samenwege* (Nebenhoden und Samenleiter) ist entweder angeboren oder die Folge einer Entzündung. Bei der Operation wird der Verschluß dadurch zu beseitigen versucht, indem der Samenleiter hodenwärts neu eingepflanzt wird. Die Erfolge sind jedoch gering. Häufiger gelingen Operationen, die nach einer Sterilisierung des Mannes die Durchgängigkeit der Samenleiter wiederherzustellen versuchen.

7.4 Einfluß der Behandlung auf den einzelnen und die Partnerschaft

Unerfüllter Kinderwunsch kann eine tiefe Kränkung des Selbstwertgefühls darstellen. Wendet sich ein Paar schließlich an einen Arzt um Hilfe, steht es meist unter großem Leidensdruck. In der Regel liegen bereits mehrere Jahre hinter ihm, in denen seine Hoffnung auf eine Schwangerschaft immer wieder enttäuscht wurde. Die ärztliche Behandlung wirkt zwar entlastend, wenn mit der Aussicht auf Erfolg neue Hoffnung geschöpft wird, erstreckt sich jedoch häufig über einen langen Zeitraum mit einer Vielzahl von Untersuchungen, Kontrolluntersuchungen und Behandlungsversuchen. Dies kann beide Partner zusätzlich seelisch stark belasten, insbesondere den Partner, bei dem eine Störung festgestellt und der behandelt wird; oft fühlt er sich, auch ohne die Vorwürfe des anderen, schuldig (s. S. 39 f.). Nicht jede(r) ist robust genug, um die diagnostischen und therapeutischen Maßnahmen seelisch unbeschadet zu überstehen, Maßnahmen, die ja auch in zum Teil erheblichem Ausmaß in die Intimsphäre des Paares eingreifen.

Während der Zeiten intensiver gynäkologischer Diagnostik und Therapie maß ich täglich morgens meine Temperatur, hatte täglich bereits vor dem Aufstehen das Gefühl, als Frau zu versagen: kein Temperaturanstieg, kein Eisprung. Es hat schon seine Richtigkeit damit, daß eine Defektfrau wie du kein Kind bekommen kann – dieser Gedanke nistete sich in mir ein. Später lösten Medikamente den Eisprung aus, das Problem verlagerte sich nun: Wann müssen wir zusammen schlafen? Heute oder besser erst morgen abend? Vielleicht ist übermorgen früh am günstigsten? Wir schliefen zusammen, wie mein Zyklus es uns diktierte.

Hatte es dann zum richtigen Zeitpunkt geklappt, nahm wenige Tage danach die Spannung wieder zu: Täglich befürchtete ich den Abfall der Temperatur am Morgen, der die nächste Blutung einleitete. Häufig verlief diese dann besonders schmerzhaft, schmerzlich – die kaum gewagte Hoffnung auf eine Schwangerschaft war wieder einmal enttäuscht worden. Keine zwei Wochen später begann das Spiel von neuem, Monat für Monat.

In diesen Jahren verzweifelter Anstrengung, schwanger zu werden, fiel es mir schwer, von mir aus mit anderen darüber zu sprechen, selbst mit Freunden, von denen ich wußte, daß auch sie sich vergeblich ein Kind wünschten. Später erfuhr ich, daß sich dieses allmonatliche Drama in vielen Partnerschaften abspielt. „Wir lauern jeden Monat auf den Eisprung, und jede Periode wird zur Katastrophe – das macht einfach keinen Spaß mehr", erzählte mir ein Freund. Der Bauch seiner Frau erscheine ihm wie eine „black box" – niemand wisse im Grunde genau, was darin vor sich gehe.

Können Partnerschaftskonflikte schon an der Ursache der Kinderlosigkeit mitbeteiligt sein, so werden sie durch die diagnostischen und therapeutischen Maßnahmen häufig noch verstärkt oder gar erst ausgelöst. So sinnvoll und notwendig es für die Therapie sein mag, den sexuellen Verkehr auf bestimmte Tage zu programmieren, so belastend ist dies für die Partnerschaft und das sexuelle Erleben. Nach der Hingabe an die Sachzwänge bleibt davon für den anderen oft nicht mehr viel übrig. Das kann dazu führen, daß die Partner nur noch widerwillig miteinander schlafen, daß eine Frau keinen Orgasmus mehr erlebt und ein Mann unter Erektionsstörungen oder vorzeitigem Samenerguß leidet. Es gibt auch Paare, die gar nicht mehr miteinander schlafen, obwohl sie die Behandlung fortsetzen.

Wie hemmend sich die Behandlung auf mein sexuelles Erleben ausgewirkt hatte, konnte ich in vollem Ausmaß erst empfinden, als „alles vorbei" war, nachdem ich der Reproduktionsmedizin den Laufpaß gegeben hatte. Plötzlich wußte ich wieder: „So richtig nett ist's erst im Bett." – Aber auch während der drei Wochen, in denen ich die Hormonpumpe am Körper trug, erschien mir die Situation völlig absurd: Wie konnte ich noch unbefangen Spaß an der Sache haben mit einem um den Bauch geschnallten Maschinchen und einem Plastikschlauch im Arm, wo ich darüber hinaus darauf achten mußte, den Schlauch vor allzu heftigen Bewegungen zu verschonen, um nicht erneut eine Venenentzündung zu riskieren?

In den Tagen, in denen ich die Hormonpumpe trug, schrieb ich: „Die Pumpe am linken Arm, im rechten Oberarm eine dicke Thrombophlebitis, ich selbst zweifelnd, verzweifelnd, mich unendlich hilflos, steuerlos, wertlos fühlend, seit Tagen den Tränen nahe, oft genug die Schwelle dazu überschreitend .. Der Schlauch in meinem linken Arm – wie lächerlich. In mir zwei 'aufgelockerte Ovarien', stimuliert durch das 'gonadotropin releasing hormone' – sonographisch sehen sie aus wie zwei Schweizer Käse. Wann ist der Eisprung, wann 'müssen' wir zusammen schlafen – mache ich mir nicht etwas vor, wenn ich glaube, auf diese Weise ein Kind empfangen zu können???... Ich habe das Gefühl, ihm zuviel zuzumuten, ihn in meine Abgründe mit herabzuziehen. Wie lange kann und will er das noch mitmachen?"

Diese drei Wochen werden mir unvergeßlich bleiben, doch was bedeuten sie im Vergleich zu der oft monatelang andauernden Belastung bei der extrakorporalen Befruchtung?

Insgesamt war ich vier Jahre lang wegen unseres Kinderwunsches in frauenärztlicher Behandlung. Immer wieder unterbrach ich die Behandlung: vor Prüfungen im Studium, aus Enttäuschung, weil ich das Ganze einfach satt hatte – aber auch, wenn ich zwischendurch immer wieder Hoffnung in meine Selbsthei-

lungskräfte faßte, als nach unserer Hochzeit meine Periode spontan wieder einsetzte, als ich endlich das letzte Staatsexamen in der Tasche hatte. Im Laufe der Jahre wurde mein Kinderwunsch jedoch immer drängender. War es mir zunächst noch möglich, mich beispielsweise im Urlaub zu entspannen und andere wichtige Lebensbereiche wiederzuentdecken, so konnte ich mich später kaum mehr distanzieren. Zwar wuchsen mit meinem Kinderwunsch auch meine Zweifel an dem Sinn der technischen Manipulationsversuche an meinem Körper – ich sah jedoch keine andere Möglichkeit, als mich ihnen immer wieder von neuem zu unterwerfen. Daran änderte auch die Aussicht auf die psychoanalytische Behandlung nichts. Nachdem innerhalb weniger Wochen sowohl der Behandlungsversuch mit der Hormonpumpe als auch mit der Injektion von Gonadotropinen gescheitert war, erschien mir die Lage völlig aussichtslos. Ich und ein Kind: ein Wunsch wider alle Gesetze der Natur. Der Anblick schwangerer Frauen und die Gegenwart kleiner Kinder von Freunden wurden unerträglich. Ein dreiwöchiger Urlaub im sonnigen Griechenland brachte kaum Entlastung; Nach der Rückkehr in die kalte Bundesrepublik Deutschland erschien mir alles nur noch hoffnungsloser.

Zwei Monate später geschah es: ein völlig unerwarteter Anruf vom Jugendamt, wo wir uns seit mehr als zwei Jahren um die Adoption eines Kindes bemüht hatten. Eine Woche später fiel uns ein kleines Mädchen in den Schoß, gerade vier Wochen alt.

8. Adoption

Die Behandlung der Unfruchtbarkeit bleibt häufig erfolglos, sei es infolge einer ungünstigen Prognose oder eines Abbruchs der Therapie. Aber auch wenn sie fortgesetzt wird, ist es immer sinnvoll, frühzeitig nach Alternativen zum eigenen Kind zu suchen. Dies kann helfen, die nötige Distanz zur ärztlichen Behandlung zu behalten und den Wunsch nach einem eigenen Kind nicht absolut werden zu lassen. – Eine Alternative ist die Adoption.

Es fällt mir nicht leicht, über die Adoption zu berichten, ohne falsche Hoffnungen zu wecken. Wir selbst hatten das große Glück, einen Säugling adoptieren zu dürfen. Dieses kleine Mädchen ist inzwischen zu einem lebhaften Quirl herangewachsen und strahlt eine selbstverständliche Lebensfreude aus, über die wir immer wieder nur staunen können.

Die Chancen für die Adoption eines gesunden Säuglings sind jedoch äußerst gering. Hätte uns das Jugendamt zu irgendeinem Zeitpunkt konkrete Hoffnungen machen können, wäre ich in der medizinischen Behandlung nie so weit mit mir gegangen. Immer weniger Säuglinge werden zur Adoption freigegeben, und unter ihnen befinden sich in zunehmendem Maße sogenannte „Problemkinder", die durch eine Erkrankung ihrer leiblichen Eltern, einen ungünstigen Verlauf der Schwangerschaft oder der Geburt oder durch eine angeborene Erkrankung vorbelastet sind.

Kein Allheilmittel

Die Adoption eines älteren oder behinderten Kindes entgegen den eigenen Wünschen darf jedoch keine Notlösung sein, um doch noch ein Kind zu bekommen. Verständlicherweise stellen diese Kinder erheblich größere

Ansprüche an die Geduld und das Einfühlungsvermögen der adoptierenden Eltern.

Ähnliches gilt für die Adoption eines ausländischen Kindes. Der „Babyhandel" mit der Dritten Welt nimmt immer mehr zu. In der Bundesrepublik Deutschland gibt es meines Wissens nur drei Organisationen, die keinerlei kommerzielle Interessen verfolgen, sondern den Kindern in allererster Linie in ihren Heimatländern zu helfen versuchen. Nur wenn abzusehen ist, daß sie dort keine Zukunft haben, werden sie kinderlosen Paaren oder Familien bei uns vermittelt. Es sind dies: Internationaler Sozialdienst (Frankfurt/Main), pro infante (Kempen) und terre des hommes (Osnabrück).

Selbst die Adoption eines gesunden Säuglings ist kein Allheilmittel. Kann die eigene Unfruchtbarkeit nicht verarbeitet und angenommen werden, wird nicht zuletzt das Kind später darunter leiden. Seelische Konflikte, die zur Ursache der Kinderlosigkeit beitragen, werden durch eine Adoption nicht gelöst. Zwar kommt es durch die mit der Adoption verbundene Lebensumstellung immer wieder auch zur Schwangerschaft der vermeintlich unfruchtbaren Adoptivmutter; dies geschieht anscheinend sogar so häufig, daß wir von der uns betreuenden Sozialarbeiterin gebeten wurden, während des ersten Lebensjahres des Kindes zu verhüten. Allein die Bewerbung um eine Adoption führt bei manchen Frauen zum Eisprung und zur Schwangerschaft. Diese Einzelfälle dürfen jedoch nicht zur magischen Erwartung an ein eigenes Kind im Zusammenhang mit einer Adoption führen.

Eine Adoption ist nicht auf Ehepaare beschränkt; sogar Alleinstehende können adoptieren. Obwohl das Gesetz keine obere Altersgrenze vorsieht, setzen viele Vermittlungsstellen bei der Adoption eines Säuglings die Altersgrenze der Hauptbezugsperson bei etwa 35 Jahren. Auch aus diesem Grund ist es ratsam, sich frühzeitig mit der Möglichkeit einer Adoption auseinanderzusetzen und nicht erst nach jahrelanger, erfolgloser Behandlung der Unfruchtbarkeit, zumal von dem Zeitpunkt der Antragsstellung bis zum Tag der Aufnahme des Kindes in der Regel mehrere Jahre vergehen; dies gilt zumindest für die Adoption eines Säuglings.

Die Entscheidung für die Bewerbung um eine Adoption kann ein langer und schwieriger Prozeß sein, müssen die Partner doch auf ihren Wunsch verzichten, die eigene biologische Substanz zu verewigen und sich stattdessen gedanklich auf ein Kind einlassen, über dessen Herkunft sie sehr wenig wissen werden. „Nur die eigenen Kinder sich echte Kinder", „nur die natürliche Mutter ist eine richtige Mutter" – diese Überzeugungen sind immer noch sehr lebendig.

Die Adoption ist nur eine unter mehreren Alternativen. Vielen Paaren fällt es leichter, ganz auf ihren Kinderwunsch zu verzichten und stattdessen ihr Leben ohne Kind(er) zu gestalten.

Im folgenden möchte ich auf einige Gesichtspunkte hinweisen, die mir von Seiten der Bewerber aus wichtig erscheinen. Den formalen und rechtlichen Ablauf der Adoptionsvermittlung und des späteren Adoptionsverfahrens lasse ich hier unberücksichtigt. Informationen darüber geben die Vermittlungsstellen der örtlichen Jugendämter und der freien Wohlfahrtsverbände.

Intensive Gespräche

Die Bewerbung um eine Adoption führt, wenn sie Aussicht auf Erfolg haben soll, zu einer grundsätzlichen Auseinandersetzung mit dem eigenen Kinderwunsch. Im Gegensatz zu Ärzten möchten Adoptionsvermittlungsstellen nicht kinderlosen Paaren zu ihrem Glück verhelfen, sondern suchen geeignete Eltern für Kinder, die sonst ohne Eltern aufwachsen müßten. Sie sehen ihre Aufgabe einzig und allein als Anwalt des Kindes. Aus diesem Grund ist es ihnen auch lieber, wenn neben der Bewerbung um eine Adoption die medizinische Behandlung nicht fortgesetzt wird. In mehreren, intensiven Gesprächen wird versucht, mit den Bewerbern gemeinsam ihre Motive zu klären und die Bedeutung, die der Kinderwunsch innerhalb der Partnerschaft spielt. Wichtige Fragen sind, was die Bewerber von dem Kind und seinen leiblichen Eltern erwarten, ob sie bereit sind, ein ausländisches Kind aufzunehmen oder ein Kind, dessen Herkunft völlig ungeklärt ist oder bei dem mit einer geistigen oder körperlichen Behinderung zu rechnen ist. Damit möchte ich keineswegs sagen, daß sie dazu bereit sein müssen; wir selbst waren es nur bedingt und sahen klare Grenzen für uns beispielsweise in Hinblick auf das Ausmaß der Behinderung eines Kindes. Doch müssen die Bewerber sich mit all diesen Fragen auseinandersetzen und die eigenen Ansprüche und Vorbehalte hinterfragen. Nach unserer Erfahrung ist es weniger wichtig, mit einer gemeinsam vertretenen Meinung die Harmonie der Partnerschaft demonstrieren zu wollen, als daß jeder seinen eigenen Standpunkt zu finden versucht und ihn offen vertreten kann. Ein erfahrener Sozialarbeiter oder Mitarbeiter einer anderen Vermittlungsstelle merkt in der Regel schnell, ob die Bewerber versuchen, ihm ein vermeintlich erwünschtes Bild ihrer Partnerschaft und ihrer Vorstellungen von einem Kind zu liefern oder ob sie sich um eine ehrliche Auseinandersetzung mit den auf sie zukommenden Fragen bemühen.

Es liegt nahe, die abnehmende Anzahl der zur Adoption freigegebenen Säuglinge in Zusammenhang mit der zunehmenden Anzahl der Schwangerschaftsabbrüche zu sehen. Tatsächlich wird in der Bundesrepublik Deutschland inzwischen etwa jedes dritte Kind im Mutterleib abgetrieben. Oft ist jedoch trotz der Bitte um einen Schwangerschaftsabbruch gleichzeitig unbewußt der Wunsch nach dem Kind lebendig. Entscheidet eine Frau sich dann für das Leben ihres Kindes, wird sie es in der Regel auch behalten. Im Grunde wird bei der Forderung: „Adoption statt Abtreibung" etwas verlangt, wozu auch andere Mütter häufig nicht in der Lage sind, nämlich weniger an sich selbst als an die Entwicklung des Kindes zu denken. Einer ungewollt schwangeren Frau wird die Entscheidung zur Adoptionsfreigabe zusätzlich dadurch erschwert, daß es leider immer noch als unmenschlich gilt, sein Kind wegzugeben. „Es ist ein Betrug", sagt eine Betroffene, „erst haben sie uns für unseren mutigen Schritt zur Adoption gefeiert, und wenn er getan ist, wenden sich alle mit Grausen. Das Erschrecken der anderen bestätigt die eigenen Schuldgefühle. Ein kleines Kind, das ist ja ein einziger Appell. Es gibt nichts Schlimmeres, als es auszusetzen."

Die Entscheidung, ein Kind zu adoptieren, ist eine grundsätzlich andere als die für irgendeine Art von Therapie. Wird schon beispielsweise bei einer Hormonbehandlung Verantwortung übernommen gegenüber werdendem Leben, auch wenn wir uns dies nur selten bewußt machen, so geht es hier um das Schicksal eines bereits lebenden Menschenkindes.

zwei mütter

zum ersten geburtstag unserer tochter

sie eine frau
hat dich empfangen
am leben gelassen
neun monate lang ernährt und getragen
unter schmerzen geboren
dir deine fröhlichkeit und kraft geschenkt
und konnte dir doch nicht mehr sein

abenddämmerung eines stürmischen novembertages
im neonlicht eines kreißsaals des uke)*
durchschneidet die schere eure nabelschnur

du hast sie nie gesehen nie gespürt

ich habe dich erträumt erhofft
voller sehnsucht erwartet
daß du doch dein leben leben kannst!

zwei mütter
die mutterbrust nie geschmeckt
dennoch
ich schau dich an und weiß
noch gehst du ein und aus im paradies

---

*) uke: universitätskrankenhaus hamburg-eppendorf

9. Machen oder kommen lassen?

„Als Rahel sah, daß sie Jakob kein Kind gebar, beneidete sie ihre Schwester und sprach zu Jakob: Schaffe mir Kinder, wenn nicht, so sterbe ich." (1. Mose 30, 1)

Das verzweifelte Bitten, ja Verlangen nach einem Kind ist jahrtausendealt. Ungewollte Kinderlosigkeit hat zu allen Zeiten großes Leid über die Betroffenen – damals wie heute hauptsächlich die Frauen – gebracht, ob sie nun als Fluch Gottes oder eigenes Versagen aufgefaßt wird. Heute sagen wir: „Mach mir ein Kind!"; die englische Sprache geht noch weiter: hier wird sogar Liebe gemacht ("to make love").

Ein Kind ist ebensowenig machbar wie die Liebe – diese Überzeugung hat mich während all der Jahre nie verlassen und führte auch dazu, daß wir uns frühzeitig um eine Adoption bewarben. Wir wünschten uns beide sehnlichst ein Kind – es brauchte jedoch nicht unser eigenes zu sein. Da die Aussicht auf eine Adoption so gering erschien und mein Kinderwunsch so stark war, setzte ich die frauenärztliche Behandlung trotzdem fort, wollte keine Chance ungenutzt lassen.

Dafür nahm ich immer mehr in Kauf: Mein Kinderwunsch entwickelte im Laufe der Zeit eine Eigendynamik. Als ich zum erstenmal davon hörte, daß eine Behandlung mit Dyneric zu Mehrlingsschwangerschaften führen kann, schreckte ich davor zurück, fragte mehrere Gynäkologen um Rat, unter ihnen einen, von dem ich wußte, daß er einen sehr zurückhaltenden Standpunkt vertritt. „Auch ich halte die Anwendung von Dyneric unter bestimmten Umständen für gerechtfertigt", lautete seine Antwort. Später hatte ich vor der Behandlung mit Gonadotropinen weniger Skrupel, wohlwissend, daß das Risiko hierbei wesentlich größer ist. Wenn ich heute unsere kleine Tochter in ihrer Unschuld und spontanen Lebensfreude sehe, bin ich oft einfach froh, daß sie nicht das Resultat meines übermächtigen Kinderwunsches ist, einfach froh, daß sie auf „natürliche Art" und Weise empfangen worden ist, nicht gemacht, sondern geschaffen, Gebärde der Schöpfung, uns über Nacht in den Schoß gefallen.

Verantwortung gegenüber dem Kind

Was ließ mich vor einer möglichen Mehrlingsschwangerschaft zurückschrecken? Nicht, daß wir nur ein Kind woll(t)en; bei unseren Bewerbungen um eine Adoption hatten wir immer wieder betont, gerne auch Zwillinge aufzunehmen. Ich glaube, daß ich trotz meines drängenden Kinderwunsches schon damals etwas spürte von der Verantwortung, die wir gegenüber einem möglicherweise ins Leben tretenden Menschen übernehmen. Das erhöhte Risiko von Mehrlingsschwangerschaften und Fehlgeburten infolge einer Behandlung scheint mir ein Zeichen zu sein dafür, daß diese Kinder nicht frei geschaffen, sondern durch biochemische Manipulationen am menschlichen Körper erzeugt werden (s. a. S. 53, 65). Nicht erzwungen – wir können es zwar verhindern, daß ein Kind geboren wird, aber wir können seine Ankunft nicht vorherbestimmen. Oft genug bleibt eine Therapie ja erfolglos, und immer wieder geschieht es, daß eine Frau nach Abbruch der Behandlung oder in einer Behandlungspause völlig unerwartet schwanger wird. Ich selbst kenne einige Fauen, denen es so erging.

Eine der Gefahren der modernen Reproduktionsmedizin scheint mir darin zu liegen, daß sie dazu verführt, sich ein Kind im eigenen Interesse machen zu wollen. Ihre Vertreter argumentieren gerne mit dem Grundgesetz: „Und sollte nicht im Rahmen des Rechtes auf freie Entfaltung der Persönlichkeit auch jedermann das Recht zugesprochen werden, seine Methode der Fortpflanzung selbst zu wählen – zumal im allgemeinen doch der unmittelbare Weg gewählt werden wird" (aus der Antrittsvorlesung eines Professors der Frauenheilkunde). Ist das Kind hier noch das Ziel oder bereits Mittel zu dem Zweck, unser Leben nach den eigenen Wünschen und Bedürfnissen zu gestalten? Das Recht auf die freie Entfaltung der Persönlichkeit stößt an seine Grenze, wenn es die Rechte anderer zu verletzen droht. Nun ist ein erst werdender Mensch noch kein Gegenüber mit gleichen Rechten wie wir. Wenn es jedoch zur erwünschten Schwangerschaft kommt, entwickelt sich dann nicht ein individueller Mensch wie du und ich? Ist es belanglos, in welchem Bewußtsein dieser Mensch erwartet und empfangen worden ist? Ich selbst vermag darauf keine Antworten zu geben, empfinde jedoch die Notwendigkeit, mich mit diesen Fragen auseinanderzusetzen.

Nicht machen...

Nicht machen – das bedeutet nicht, uns nicht zu bemühen, die Ursachen der ungewollten Kinderlosigkeit zu beheben. Was wir dafür tun und wie weit wir dabei gehen wollen, muß letztlich jeder für sich selbst entscheiden, vor sich selbst verantworten können. Gespräche mit Dritten, mit Freunden oder anderen Betroffenen, mit einem Psychotherapeuten oder einem Geistlichen können helfen, den eigenen Standpunkt zu finden. Ebenso wichtig wie die

Wahl der Behandlungsmethode erscheint mir dabei unsere Einstellung zum Kinderwunsch.

... sondern kommen lassen

Kommen lassen – das bedeutet nicht Fatalismus oder Resignation, sondern Vertrauen. Kommen lassen: bereit sein für das, was auf mich zukommt, offen sein für die Zukunft, was immer sie mir auch bringen mag. Das bedeutet nicht nur, auf das Kind warten, sondern auch, die eigenen Grenzen annehmen und auf ein Kind verzichten zu können. Ein Verzicht oder ein Abbruch der Behandlung kann von der dauernden Spannung, dem ständigen Wechsel zwischen Hoffnung und Enttäuschung befreien und Alternativen zum eigenen Kind suchen und finden lassen. – Kommen lassen bedeutet auch: offen und gelassen sein gegenüber der Entwicklung des Kindes, seinen körperlichen und seelisch-geistigen Eigenschaften, die ja häufig nicht unserem Wunschbild entsprechen. Das Kind ist das ganz andere, unvorherbestimmbar und frei, das sein eigenes Leben leben will und muß. Nie und nimmer ist es ein Abbild unserer selbst, nie und nimmer unsere „Reproduktion". Diese Gedanken beschäftigen mich gerade seit der Adoption unserer Tochter immer wieder.

Die Haltung des Kommenlassens finde ich in einem Brief, den ich Anfang des Jahres 1987 erhielt: „Seit 1981 wollte ich schwanger werden, bis jetzt ohne Erfolg... Die vielen Jahre hindurch bewegte ich viele Gedanken hin und her. Mehrere Ärzte haben mich kurieren wollen, eine Gesprächstherapie war dann mein Rettungsanker... Ganz am Anfang war ich völlig verzweifelt, gekränkt, inzwischen sehe ich das alles als einmalige Chance für mich, nicht nahtlos in die Mutterrolle zu rutschen, sondern über mich nachzudenken und Neues zu wagen."

Ich selbst habe während all der Jahre immer wieder versucht, mich trotz meines mich einengenden Kinderwunsches, meines Machenwollens, auch auf das Kommenlassen zu besinnen. Ein kleiner, inzwischen vergilbter Zettel begleitete mich in meinem Notizbuch:

„Alles fügt sich und erfüllt sich,
mußt es nur erwarten können
und dem Werden deines Glückes
Flur und Felder reichlich gönnen.

Bis du eines Tages jenen
reifen Duft von Körnern spürst
und dich aufmachst und die Ernte
in die tiefen Speicher führst." — *Christian Morgenstern*

Was können wir tun, wenn alle Bemühungen scheitern? Die möglichen Antworten darauf sind ebenso individuell wie die Menschen, die sich dieser Frage stellen; es kann keine Patentrezepte geben. Sich der eigenen Bedürfnisse bewußt zu werden, die zum Kinderwunsch geführt haben, andere Lebensbereiche wieder- oder neuzuentdecken – das fällt schwer, wenn dieser Wunsch sehr stark ist und das Lebensgefühl lange mitbestimmt hat. Häufig gelingt dies nicht allein, sondern erst mit Hilfe anderer Menschen, auch mit Hilfe von Menschen, denen es ähnlich ergeht oder ergangen ist.

Unser Leben ist weniger ein Problem, das es zu lösen oder zu bewältigen gilt, als eine Entwicklung, die wir mit all ihren Freuden und schmerzlichen Enttäuschungen als die unsere annehmen und lieben lernen können.

„Jeder Schmerz, der uns nicht ablöst, ist verlorener Schmerz." *(Simone Weil)*

Ich werde selbst noch lange auf dem Weg sein.

gesang des lebens

selig
wer strebt
zur zeit des wachstums
zart grünt die knospe
im frühling

selig
wer stille hält
zur zeit der reife
golden steht die ähre
im sommer

selig
wer sich löst
zur zeit des abschieds
gelassen fällt das blatt
im herbst

selig
wer zu sterben weiß
zur zeit des todes
tiefschwarz liegt der see
im winter

selig
wer ist
im augenblick
wer sich wandelt
in der zeit

denn
sein bleibt das
lachen

10. Ausblick

Zu allen Zeiten haben Menschen nicht nur unter ungewollter Kinderlosigkeit gelitten, sondern auch ihre Ursachen zu beheben versucht. Ein langer Weg: Von den Fruchtbarkeitsorgien der menschlichen Frühzeit über die Anwendung von Heilkräutern und -bädern bis hin zur modernen Reproduktionsmedizin, die mit der extrakorporalen Befruchtung ihren vorläufigen Höhepunkt erreicht hat. Mit Zunahme des technischen Wissens wurden die Behandlungsmethoden immer eingreifender: Als infolge der Entwicklung erster Narkoseverfahren Mitte des 19. Jahrhunderts die Blütezeit der Chirurgie begann, wurde in zunehmendem Maße auch versucht, die Ursachen der Unfruchtbarkeit, wiederum hauptsächlich bei der Frau, operativ zu beseitigen. Schon alte Bücher der Frauenheilkunde können uns das Gruseln lehren.

Mythos der Machbarkeit

Gemacht wird – zumindest in unserer abendländischen Kultur – alles Machbare, und machbar wird immer mehr. Heißt es in einem 1922 erschienenen „Handbuch der Frauenheilkunde" noch: „In all den Fällen, wo eine organische Veränderung nicht nachgewiesen werden kann, ist eine Badekur für Patientin und Arzt das angenehmste therapeutische Mittel" – so ist diese Frau heute möglicherweise eine Kandidatin für die extrakorporale Befruchtung. Mit Zunahme des technisch Machbaren werden in immer schnellerem Tempo immer mehr Grenzen überschritten. Dies gilt nicht nur für die Behandlung der Unfruchtbarkeit, sondern für nahezu alle Lebensbereiche. Wir übernehmen Verantwortung gegenüber werdendem Leben, nicht nur im Hinblick auf die Art und Weise der Zeugung und Empfängnis, sondern auch hinsichtlich der sozialen und ökologischen Bedingungen auf dieser Erde, die wir schaffen und in die unsere Kinder hineingeboren werden.

Die zunehmende Bedrohung unserer Lebensbedingungen ist ja kein Zufallsprodukt der Natur, sondern die Folge des Denkens und Handelns unserer Gesellschaft, die sich mit ihrem Mehr! Schneller! Genauer! Effektiver! alle anderen Werte untergeordnet hat. Wir scheinen zum Fortschritt verdammt und wissen im Grunde gar nicht mehr, was wir tun. Diese Einstellung macht auch vor dem intimen Bereich der Zeugung und Empfängnis menschlichen Lebens nicht halt.

Schöne, neue Welt?

Menschliche Keimzellen werden außerhalb des Körpers befruchtet, herangezüchtet, tiefgefroren und wiederaufgetaut. Mittlerweile gibt es bereits von der Deutschen Forschungsgemeinschaft geförderte Experimente, bei denen einzelne Kerne von Eizellen mit Kernen von Samenzellen „beschossen" werden. Diese Methoden gehören nicht zur Gentechnologie im engeren Sinne, bei der das Erbgut gezielt verändert wird. Da sie jedoch „alle Möglichkeiten und Gefahren der Humangenetik (menschliche Vererbungslehre, d. A.) besonders plastisch zeigen", werden sie „mit guten Gründen zum Problembereich der Humangenetik gezählt", so *Ernst Benda,* ehemaliger Präsident des Bundesverfassungsgerichts und Vorsitzender einer Kommission, die Ende 1985 einen Bericht zur „In-Vitro-Fertilisation, Genomanalyse und Gentherapie" vorlegte.

Zumindest theoretisch stehen menschliche Keimzellen inzwischen auch der Gentechnologie zur Verfügung. Wohin die weitere Entwicklung führt, kann niemand überblicken; der Phantasie sind keine Grenzen gesetzt. Der eine ist fasziniert von der Aussicht auf Behandlungsmöglichkeiten bisher unheilbarer Krankheiten, von der Verheißung einer „schönen, neuen Welt", in der er selbst zum Schöpfer wird; ihn lockt das wissenschaftliche Neuland, auf dem er sich möglicherweise auch zu profilieren hofft. Den anderen überfällt Angst angesichts des Ungewissen, das auf uns alle zukommt: Angst vor einer – historisch vorbelasteten – Eugenik, der Selektion und Züchtung bestimmter Menschentypen, vor der künstlichen Schaffung von Mischwesen aus Mensch und Tier für bestimmte Einsatzzwecke oder vor der Klonierung, die es ermöglichen würde, beliebig viele genetisch identische Kopien eines Organismus herzustellen. „Wenn jemand geklont werden will, sollte er ein Recht darauf haben", verkündet ein führender amerikanischer Reproduktionsmediziner, „genau wie jeder jetzt schon ein Recht darauf hat, künstlich befruchtet zu werden."

Nicht alles, was der Forscher finde, sei Wahrheit, meint der New Yorker Biochemiker und Mitentdecker der Chromosomenstruktur *Erwin Chargaff*. „Manchmal ist es nur des Teufels Visitenkarte, die er vom Boden aufhebt."

Der Mensch als Schöpfer oder als Handlanger des Teufels? Angst machen uns häufig ja gar nicht die Dinge selbst, sondern unsere Vorstellungen, die wir von ihnen haben.

Die jetzt schon bestehenden und sich für die Zukunft ankündigenden Möglichkeiten in der Humangenetik sind das Ergebnis der konsequenten Entwicklung einer Medizin, die ihr lawinenartig anwachsendes Wissen künstlich zerstückelt und sich auf immer kleinere Teile des menschlichen Körpers konzentriert: Organe, Zellen, Moleküle. Von dieser Entwicklung profitieren wir oft in segensreicher Weise, beispielsweise auf dem Gebiet der Intensivmedizin, und auch die Gentechnologie wird das Leiden vieler Menschen lindern können; teilweise ist dies bereits der Fall.

Eine Gefahr liegt jedoch darin, daß ärztliches Handeln häufig nur noch darin besteht, physikalisch oder chemisch in den menschlichen Organismus einzugreifen, um bestimmte Fehlfunktionen eines vermeintlichen Mechanismus zu korrigieren. Immer mehr einzelne Krankheiten werden behandelt – der Patient als Mensch droht dabei auf der Strecke zu bleiben.

Wer ist der Mensch?

All diese Entwicklungen gehen Hand in Hand mit einer schleichenden Veränderung unseres Menschenbildes. „Der Mensch ist das, was er denkt, daß er ist" *(Hugo Verbrugh).* Eine Professorin der Frauenheilkunde, die an vorderster Front für die Reproduktionsmedizin kämpft, ist davon überzeugt, sie verstehe um so mehr vom Menschen, je mehr sie über ihn an genetischen Einzelheiten wisse.

Die Antwort auf die Frage: Wer ist der Mensch? lautete zu allen Zeiten anders. Das Wissen, das wir im Laufe der Jahrhunderte angesammelt haben, hat uns nie das Wissen vom Menschen und der Welt im Ganzen gebracht. Alle vom Menschen errichteten Denkgebäude sind letztlich einseitig und unvollständig, historische Mythen, Hilfskonstruktionen, um uns die Orientierung in der Welt in und um uns zu erleichtern. Solange der Mensch sich wandelt, werden auch sie sich wandeln und ständig seinem veränderten Bewußtsein anpassen müssen.

Wir sind immer mehr, als wir von uns selbst wissen können.

Stichwortverzeichnis

Adoption 84
Amenorrhö 31
Andriol 77
Aufwachtemperatur 41
Basaltemperatur 41
Bauchspiegelung 46
Befruchtung 19
Befruchtung, extrakorporale 69
Besamung, künstliche 68
Blutung, anovulatorische 17
Bromocriptin 61, 78
Choriongonadotropin 20
Clomiphen 62
Cyclofenil 62
Dopergin 61
Dyneric 62
Eibläschen 16
Eierstöcke 16, 61
Eileiter 16, 45, 66
Eileiter, Röntgenuntersuchung 46
Einflüsse, seelische 27, 51, 53
Eisprung 16
Eizelle 16
Embryotransfer 69
Endometriose 67
Endometriumbiopsie 47
Epimestrol 62
Feedback 20
Fertodur 62
Follikel 16
Follikelhormone 16
FSH 20, 49
Galaktorrhoe 32
Gebärmutter 16, 67
Gebärmutter, Röntgenuntersuchung 46
Gebärmutterhals 18, 67
Gebärmutterschleimhaut 17
Gebärmutterspiegelung 47
Gelbkörper 16
Gelkörperhormon 16, 17, 18
Gelbkörperinsuffizienz 17
Gentechnologie 97
Gespräch, psychotherapeutisches 51
Gestagentest 43
Gewebsprobe, Gebärmutterschleimhaut 47
Gewebsprobe, Hoden 49
GIFT (gametes intrafallopian transfer) 72
GnRH 19, 63, 78
Gonadotropine 20, 64, 77
Gonadotropin releasing hormone 19
HCG 20
Hirnanhangsdrüse 20
Hoden 18
Hodenbiopsie 49
Hormon, follikelstimulierend 20
Hormon, luteinisierend 20
Hormonpumpe 63, 78
Hypophyse 20
Hypothalamus 19
Hysterosalpingographie 46
Hysteroskopie 47
Infertilität 24
Insemination, heterologe 69
Insemination, homologe 68
In-Vitro-Fertilisation (IVF) 69
Kallikrein 78
Kinderwunsch 14
Krampfaderbruch 25, 79
Laparoskopie 46
LH 20
Lisurid 61
Menschenbild 99
Menstruation 17
Mesterolon 77
Muttermund 18

Myome 67
Naturheilverfahren 57, 58, 59
Nebenhoden 18
Nolvadex 77
Östrogene 16, 17, 18
Östrogentest 44
Ovarien 16
Ovulation 16
Ovulationshemmer 25
Padutin 78
Partnerschaft 32, 33, 39, 80, 81
Pille 25
Postkoitaltest 44
Pravidel 61, 78
Progesteron 16
Prolaktin 20, 43
Proliferationsphase 17
Prostata 19
Proviron 77
Röteln 43
Rückkoppelung 20
Samenblase 19
Samenleiter 19
Samenuntersuchung 48
Samenwege, ableitende,
  Röntgenuntersuchung 50
Samenwege, Verschluß 79
Samenzellen 18
Schädel,
  Röntgenaufnahme 43
Scheide 67
Sekretionsphase 17
Spermien 18
Spermiogramm 48
Sterilität 24
Stimovul 62
Streß 28
Tamofen 77
Tamoxifen 77
Testosteron 18
Testosteron-Depot 77
Ultraschalluntersuchung 44
Unfruchtbarkeit 24
Unfruchtbarkeit, Prognose 30
Urinsammlung 45
Ursachen 24
Uterus 16
Varikozele 25, 32, 79
Vasovesikulographie 50
Verkehr, sexueller 32
Vorsteherdrüse 19
Zervix 18
Zervixindex 41
Zyklomat 63, 78
Zyklus 16, 17, 31
Zwischenhirn 19